U0200289

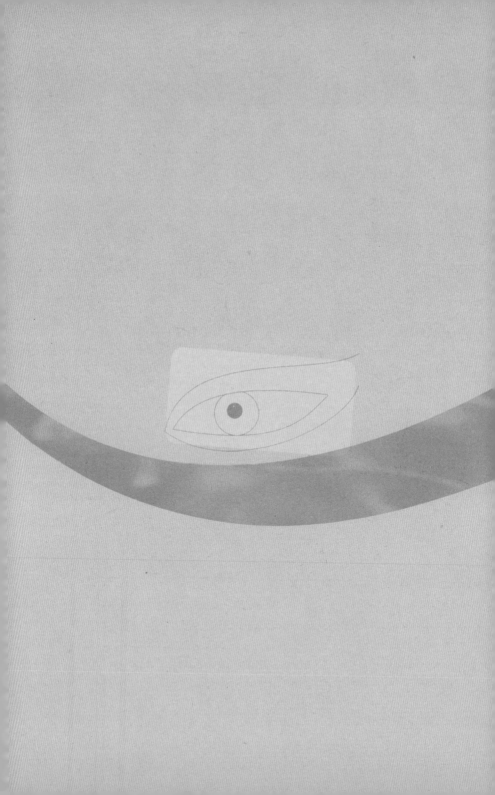

# 从眼睛
# 看全身性疾病

李顺保 顾文卿　主编

学苑出版社

**图书在版编目(CIP)数据**

从眼睛看全身性疾病/李顺保,顾文卿主编. —北京：
学苑出版社,2019.10
ISBN 978-7-5077-5840-5

Ⅰ.①从… Ⅱ.①李…②顾… Ⅲ.①疾病-诊断
Ⅳ.①R44

中国版本图书馆 CIP 数据核字(2019)第 243693 号

**责任编辑：** 付国英
**出版发行：** 学苑出版社
**社　　　址：** 北京市丰台区南方庄 2 号院 1 号楼
**邮政编码：** 100079
**网　　　址：** www.book001.com
**电子信箱：** xueyuanpress@163.com
**电　　　话：** 010-67603091(总编室)、010-67601101(销售部)
**经　　　销：** 新华书店
**印　刷　厂：** 山东百润本色印刷有限公司
**开本尺寸：** 890×1240　1/32
**印　　　张：** 8.625
**字　　　数：** 250 千字
**版　　　次：** 2020 年 1 月第 1 版
**印　　　次：** 2020 年 1 月第 1 次印刷
**定　　　价：** 48.00 元

# 前　言

　　眼、睛、目，眼也，聚集五脏六腑之精（《灵枢经·大惑论》），呈现人的才智和意志，表达人之喜、怒、哀、乐、悲、恐、惊。早在春秋战国大儒孟轲所著《孟子·离娄章》言："存乎人者，莫良于眸子。眸子不能掩其恶。胸中正，则眸子瞭焉；胸中不正，则眸子眊焉。听其言也，观其眸子，人焉廋哉？"译成白话文："观察一个人，莫过于察看他的眼睛了。人的眼睛不能掩盖一个人的丑恶。心中光明正大，眼睛就明亮；心中不光明正大，则眼睛就昏暗不明。所以听一个人说话，注意观察他的眼神，他的善恶真伪能往哪里隐藏呢？"一千年后，意大利文艺复兴时期的科学家、博物学家、画家达·芬奇也言："眼睛是人心灵的窗户。"眼睛能表达人的情感、思想、精神、品质、人格，人们相互交流最直接的道具，即眼神，应无异议！

　　在古今文史著作中，描写眼神最为直接，读者可一目了然。描写善人，用"慈眉善目"、"眉清目秀"；人之喜，用"喜眉笑眼"、"眉开眼笑"；人之怒，用"横眉怒目"、"直眉瞪眼"、"以眼还眼"；人之哀，用"伤心惨目"；人之恐，用"怵目惊心"、"触目惊心"、"目瞪口呆"；人之怨，用"死不瞑目"；人之传情，用"暗送秋波"、"眉来眼去"、"望眼欲穿"、"挤眉弄眼"、"目送手挥"、"目迷五色"；辨识丑恶真伪，用"火眼金睛"；人之洞察力，用"目光如炬"、"目光如镜"、"目光如电"；人之短见，用"鼠目寸光"、"一叶蔽目"、"一叶障目";人之傲慢,用"目中无人"、"目空一切"、"睥睨天下"、"目空四海";人之远见,用"放眼全球"、"放眼世界"、"高瞻远瞩";阅书快速,用"一目十行";一看便知,用"一目了然";学识猛进,用"刮目相看"、"面目一新"、"另眼相待"、"拭目以待";丑恶之人,用"贼眉鼠眼"、"獐头鼠目";专注之神,用"目不转睛";焦虑失眠,用"目不交睫",其他尚有:"有目共赏"、"有目共睹"、"众目睽睽"、"目不忍睹"、"目不识丁"、"有眼无珠"、"眉高眼低"等等,不一而足。在影视作品中,以目传神,众所周知,毋庸赘述。

诚然,综上所述,目能表达人的情感活动,但同时人之健康和疾病亦可通过眼睛表达,亦即通过目眼可以测知人体疾病。中医经典名著《灵枢经·外揣》言:"远者司外揣内,近者司内揣外。"《灵枢经·本脏》又言:"视其外应,以知其内脏,则知所病矣。"《素问》名言"司外揣内"。《丹溪心法》曰:"有诸内者,必形诸外。"简言之:"以表知里"。此理类同现代控制论的"黑箱"方法。

我们依据中医"司外揣内"的方法论,即通过观察人体的外在表象,以揣测分析人体内在脏腑气血津精等病理生理变化的认知,撰写了《从眼睛看全身性疾病》。本书不仅在内容上中西医结合,还注重专业和科普的结合,以及疾病中医生和患者的结合,可供医生和患者参阅。

本书共十三章:眼的解剖生理简介、从眼球运动障碍看全身性疾病、从眼球震颤看全身性疾病、从瞳孔异常看全身性疾病、从巩膜黄染看全身性疾病、从眼底视网膜病变看全身性疾病、从视乳头病变看全身性疾病、从突眼症看全身性疾病、从眼视交叉病变看全身性疾病、从眼底血管病变看全身性疾病、从眼角结膜干燥性病变看全身性疾病、从眼部表现看全身性维生素缺乏症、从中医眼五轮看全身性疾病。各章皆详细阐释概述，病理生理、临床症状和体征、疾病诊断、疾病鉴别诊断等内容。全书后附中国人眼部解剖学数值，供眼科医生应用。

第一章由李顺保、朱燕撰写，第二章由顾文卿、樊小青撰写，第三章由顾文卿、樊小青撰写，第四章由顾文卿、姚宁撰写，第五章由李顺保、姚宁撰写，第六章由李顺保、朱燕撰写，第七章由李顺保、朱燕撰写，第八章由李顺保、朱燕撰写，第九章由李顺保、朱燕撰写，第十章由李顺保、朱燕撰写，第十一章由李顺保、朱燕撰写，第十二章由李顺保、朱燕撰写，第十三章由李顺保、朱燕撰写。

本书系我们从医五十余年，总结基础医学理论及临床实践经验，同时也参考诸多医学文献资料和书籍而完成。借此向学苑出版社陈辉社长和付国英编辑从选题到出版问世的大力支持，深表谢忱！亦向参阅资料的诸位专家学者表示衷心感谢！

由于我们才疏学浅，错误和不足之处在所难免，祈望专家学者们批评指正！

八十老叟主任医师李顺保写于金城苔花斋

2019 年 1 月 20 日

# 目　录

# 第一章　眼的解剖生理简介

## 第一节　眼的解剖

眼（oculus；eye）又名：目、眼睛、眼珠、眼球，系五官（眼、耳、鼻、口、舌）之一，人体的视觉器官。其名称、形态、位置及功能等皆与现代解剖学感觉器官中"眼"相同。

眼可分为体表解剖学和体内解剖两部分，现代解剖学分为眼球和眼副器两部分。今按由外及内的位置顺序述之，不再分部。

### 一、眼眶

眼眶（Regio orbitalis；orbital region）又名目眶、眼窝、目窠，简称眶。

#### （一）形态

眼眶呈球形凹窝，三边有骨骼构成眶面，其开口向前，内含眼球。

#### （二）位置

眼眶位于面部上 1/3，鼻根两侧，右侧名右眼眶，左侧名左眼眶，两者成轴对称。成人眼眶深约 40~50mm，容积约 25~28ml。

### （三）功能

内藏眼球、神经及血管，具有保护眼球的功能。

眼眶形态、位置、功用及名称皆与现代解剖学视器之"眶区"相同。

## 二、眼睑

眼睑（Palpebrae；eye lids）又名：目胞，胞睑、眼胞、眼睥、胞、睑、目裹、目果、约束，俗称"眼皮"等。

眼睑系附着于眼眶前方的肌肉组织，上覆盖皮肤皱襞，可上下活动。眼睑分上眼睑和下眼睑。上眼睑简称"上睑"（palpebra superior；upper eyelid），又名：目上胞、目上果、上眼皮、目上弦；下眼睑简称"下睑"（Palpebra inferior；lower eyelid），又名：目下胞、目下果、下眼皮、目下弦。上下眼睑均生长睫毛（Cilia；cilium），简称"睫"，又名"眼睫毛"。

眼睑具有保护眼球和防御外伤的作用，瞬目时可使泪液湿润眼球表面，预防干眼。

睫毛具有防止异物入侵和强光侵目的作用。

眼睑在五轮中属于肉轮。

眼睑和睫毛在形态、位置即功能上与现代解剖学视器之"眼睑"和"睫毛"同名，同功能，同位置。

## 三、目眦

目眦（canthus）俗称眼角，简称"眦"。上下眼睑之间的裂隙称"睑裂"，其高度约8mm。睑裂靠鼻侧（内侧端）称"内眦"（Angulus oculi medialis；medial angle of eye），又称：目内眦、内眼角、大眦、大眼角、大角。睑裂靠颞侧（外侧端）称"外眦"（Angulus oculi laterlis；lateral angle of

eye），又称：目外眦、锐眦、小眦、外眼角、目锐眦，小眼
角、小角。

目眦是足太阳膀胱经的起点，有睛明穴；外眦系足少阳
胆经的起点，有瞳子髎穴。

目眦的目内眦、目外眦的名称、位置、与现代解剖学视
器之"内眦"、"外眦"相同。

目内眦有手少阳小肠经、足太阳膀胱经、手少阴经别、
阳跷、督脉等经络经过。

目外眦有足少阳胆经、手太阳小肠经、手少阳三焦经、
足少阳经筋、手少阳经筋、手太阳经筋等经络通过。

目眦为血轮，《银海精微·五轮八廓总论》："心属火，
曰血轮，在眼为二眦。"

### 四、眼珠

眼珠（Bulbus ocul；eye ball）又名：目珠、目珠子、睛
珠、神珠、眼睛等，即现代解剖学视器之"眼球"。

（一）形态

眼珠形态似圆珠、圆球，成人眼球前后径平均为 24mm，
垂直径为 23mm，水平径为 23.5mm，故名眼珠、眼球，前端
中央为黑睛，四周围白睛，又称黑眼和白睛。

（二）位置

眼珠位于眼眶内，靠前部中央，眼球前部暴露在外，其
后端接目系，上入于脑。

（三）功能

眼珠系视觉器官，五官之一，具有视觉功能。

目之生理病理与五脏及经络功能密切，其中与肝最为密
切，故有"肝开窍于目"之说。

第一章 眼的解剖生理简介

3

## 五、黑睛

黑睛（Cornea；cornea）又名：黑眼、黑珠、黑仁、乌珠、乌睛、青睛。

### （一）形态

黑睛形态呈圆形，无色透明，表面光滑，因其能透见其内黄仁之棕褐色（黑）而得名。

### （二）位置

黑睛位于眼球前部中央。

### （三）功能

因透明，具有透光之功能，且能保护眼球内组织和维持眼球形状。

黑睛的形态、位置、功能与现代解剖学视器眼球之"角膜"相同。

黑睛属五轮中的"风轮"，属肝木。

黑睛的病理描述白睛黑睛之变色，亦佐证黑睛即角膜。

## 六、白睛

白睛（logabes；white of the eye）又名：白珠、白眼、白仁、白轮、眼白。

### （一）形态

白睛形态呈圆球形前壁中孔，颜色系白色，不透明，表面光滑。

### （二）位置

白睛位于眼球前方，环绕黑睛。

### （三）功能

具有保护眼球内组织和维护眼球形状之功能。

白睛属五轮中的气轮，属肺金。

白睛的形态、位置及功能应与现代解剖学视器眼球之"巩膜"相同，且其病理黄疸之目黄，系指白睛变黄色，即现代医学巩膜黄染，亦佐白睛即为巩膜。

## 七、黄仁

黄仁（Iris；iris）又名：睛帘、虹彩、黄睛。

### （一）形态
黄仁形态呈圆盘状之膜形，其颜色因人种而异，我国系黄种人，其黄仁呈黄褐色，中央有一孔，即瞳孔。

### （二）位置
黄仁位黑睛内。

### （三）功能
黄仁根据外界光线强弱缩小或扩大，瞳孔大小以调节眼内的光线强度，保障视网膜成像清晰度。

依据黄仁的形态、位置及功能即现代解剖学视器眼球之"虹膜"。

中医在阐释黄仁时，常与眼球、瞳孔连在一起，尤其在黄仁的病理时更为显著。

## 八、瞳仁

瞳仁（Pupilla；pupil）又名：瞳孔、瞳神、瞳子、瞳心、眸子、童子、瞳人，金井、瞳。

### （一）形态
瞳孔顾名思义即圆孔，透明光滑。

### （二）位置
黄仁中央一圆孔，即瞳孔。

### （三）功能
瞳孔具有接受光线刺激可扩大和缩小的功能，从而调节通过瞳孔光线强弱，保证视网膜成像的清晰度。

瞳人者，自己看视他人眼睛时，在他人瞳孔中可见自己的影像如小人样，故称瞳人。

瞳人居黄仁中央，呈小圆孔状，可开大，可缩小，能辨五色，可视物。瞳人即现代解剖学视器眼球之"瞳孔"，中医有时亦称瞳孔，古今中外，两者名实相同。

瞳孔处有任脉经过。

瞳孔在五轮中系水轮，属肾，其疾病多与肾有关。

瞳仁之狭义指瞳孔，其广义尚含眼球内组织。

## 九、视衣

视衣（Retina；retina）位于白睛和神膏之间，即巩膜和玻璃体之间，具有感光和传导神经冲动的作用，具有辨别色彩之功能。

视衣似一层如衣之网膜，相当于现代解剖学视器眼球之"视网膜"，同时也含"脉络膜"在内。

## 十、神水

神水（Humor aquosus；aqueous humor）者，具有神奇功能的无色透明的液体也。所谓神奇功能系具有营养眼球（晶珠、神膏、黑睛、白睛）和维持正常眼压的作用。

神水的形态、构成成分及功能应为现代解剖学视器眼球之"房水"，房水因位置分前房和后房两部分。前房位于黑睛、黄仁、晶珠之间所围成的间隙中；后房位于黄仁、晶珠、睫状体所围的环形间隙中，但两部分构成的成分相同，皆为水分，小于2%的其他营养物（氯化钠、蛋白质、维生素C、无机盐等）。

另：神水在中医尚是唾液的别名，如《本草纲目·口津唾》：“人舌下有四窍，两窍通心气，两窍通肾液，心火流入舌下为神水，肾液流入舌下为灵液。”此神水和灵液皆是唾液的别名，与眼球神水同名异物。另外，汞的别名亦有神水之称。

## 十一、晶珠

晶珠（Lens；lens）又名：睛珠、黄睛。形态似双凸透镜，系无色透明又富有弹性的组织。位于黄仁之后，神膏之前。具有高度的屈光作用，保持视力正常，不近视、不远视、不散光。

晶珠如晶镜，依据其形态、位置和功能即现代解剖学视器眼球之“晶状体”。

晶状体具有晶镜透明屈光作用，无血管，营养来自房水，一旦混浊不透明，则失去屈光作用，临床则在瞳仁可见翳障，中医眼科称翳或障者达十余种之多，皆为晶珠病变，最多见者为“白内障”，中医有白内障针拨术（金针拨内障），因非本病范围，故略。

## 十二、神膏

神膏（Corpus viterum；vitreous body）系形态球形，为无色透明的胶质体，位于晶体之后，视衣之前，是眼球中最大组织，容积约4.5ml，容纳晶状体，后者有视网膜、视神经和少量胶原与透明质酸。胶质体98%以上为水分。

神膏的形态、构成成分、功能导光，保持眼球呈圆球形，即现代解剖学视器眼球之“玻璃体”。

## 十三、泪腺

泪腺（Glandula lacrimalis；lacrimal gland）顾名思义即

泪液之源泉，故又名"泪泉"，位于眼眶前外上方的组织内，长22mm，宽12mm，系腺体组织，有排除管10~20条，能分泌泪液，湿润眼球，且具有轻微的杀菌作用。

泪泉即现代解剖学视器中泪器的"泪腺"。

## 十四、泪窍

泪窍（Rivus lacrimalis；lacrimal passages）又名：泪腔、泪点，系泪液流出的通道。泪液具有湿润黑睛和白睛的功能，不使干燥。泪窍与鼻窍相通，泪液由此排出体外。

泪窍之窍为孔、穴、口也，泪液流出道之口，即现代解剖学视器之"泪道"，由泪点、泪小管、泪囊、鼻泪管组成。更确地讲中医的泪窍应为泪器的鼻泪管（Ductus nasolacrimalis；nasolcrimal duct）的开口。鼻泪管下口位于下鼻道。

## 十五、目系

目系（Nervus opticus；optic nerve）又名：眼系、目本。目系是目珠后络脉之系束，即现代解剖学神经系中的"视神经"。眼之所见，皆由目系传导至大脑枕叶皮质视中枢。

目系之系，束也。《说文解字注》："系，细丝也，象束丝之形。"《灵枢经》皆言目系后入脑，即现代解剖学视器眼球后之"视神经"，全长约40mm。

经过目系的经络有：手少阴心经"系目系"，足厥阴肝经"连目系"，足阳明经别"系目系"，足少阳经别"系目系"，手少阴络脉"属目系"。如此经络经过，方可"裹撷筋骨血气之精而与脉并为系，上属于脑。"

## 十六、眼带

眼带（Musculi bulbi；ocular muscles）又称睛带，为束

带状的肌肉组织，具有支配眼球转动的功能，即现代解剖学视器眼球的"眼球外肌"，亦称"眼外肌"。

每只眼有6条眼外肌（4条直肌和2条斜肌），若眼皮麻痹则会出现斜视或复视。

## 十七、五轮

中医眼科有五轮学说，阐述眼与五脏的关系，将眼由外向内分成五轮（见图1-1）：肉轮、血轮、气轮、风轮、水轮。

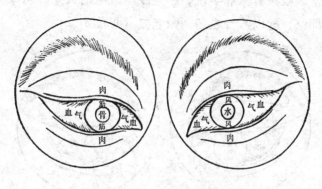

图1-1　眼五轮图

肉轮——属脾，主肉。

血轮——属心，主血。

气轮——属肺，主气。

风轮——属肝，主筋。

水轮——属肾，主骨。

**（一）肉轮**

肉轮位于上下眼睑，在脏属脾，脾主肌肉，故名肉轮。

**（二）血轮**

血轮位于内外目眦，在脏属心，心主血，故名血轮。

### （三）气轮

气轮位于白睛（巩膜），在脏属肺，肺主气，故名气轮。

### （四）风轮

风轮位于黑睛（角膜），在脏属肝，肝主风，故名风轮。

### （五）水轮

水轮位于瞳仁（瞳孔），其脏在肾，肾主水，故名水轮。

## 十八、八廓

中医眼科有八廓学说，阐述眼与五脏的关系，将眼分为八个部位，配以八卦之名而命名之（见图1-2）。

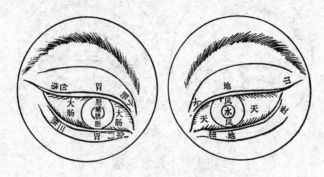

图1-2 眼八廓图

水廓——属膀胱，又名津液廓。

风廓——属胆，又名养化廓。

天廓——属大肠，又名传导廓。

地廓——属胃，又名水谷廓。

火廓——属小肠，又名抱阳廓。

雷廓——属命门，又名关泉廓。

泽廓——属三焦，又名清净廓。

山廓——属包络，又名会阴廓。

八廓八卦名：乾廓、坎廓、艮廓、震廓、巽廓、离廓、坤廓、兑廓。

八廓卦象名：天廓、水廓、山廓、雷廓、风廓、火廓、地廓、泽廓。

八廓别名：津液廓、传导廓、抱阳廓、清净廓、养化廓、水谷廓、关泉廓、会阴廓。

八廓位置：坎廓位于瞳仁，巽廓位于黑睛，乾廓位于白睛，坤廓位于眼睑，离廓位于目内眦上方，震廓位于目内眦下方，艮廓位于目外眦上方，兑廓位于目外眦下方。

# 第二节　眼与脏腑的关系

中医的脏象学说即阐释和研究脏腑的生理和病理的学说，是人体最重要的内脏器官。所谓脏腑者系人体的五脏和六腑的器官，五脏者即指心、肺、肝、脾、肾五个器官，六腑者即指小肠、大肠、胆、胃、膀胱、三焦六个脏器。

眼的生理功能活动有赖于五脏六腑之精气的供养，也就是说，五脏六腑精气是眼生命活动的物质基础。《灵枢经·大惑论》曰："五脏六腑之精气，皆上主于目而为之精……目者，五脏六腑之精也，营卫魂魄之所常营也，神奇之所生也。"又曰："精之窠为眼，骨之精为瞳子，筋之精为黑眼，血之精为络，其窠气之精为白眼，肌肉之精为约束，裹撷筋骨血气之精而与脉并为系，上属于脑，后出于项中。"反之，若脏腑功能失调，精气亏乏而不足以滋养眼球，则眼即将失去正常生理功能，正如《太平圣惠方·眼论》所言："明孔遍五脏，脏气若乱，目患即生；诸脏既安，何辄有损！"

## 一、眼与五脏的关系

### （一）眼与心的关系

#### 1．心藏神，目为心使

《素问·宣明五气篇》："心藏神。"《素问·灵兰秘典论》："心者，君主之官，神明出焉。"中医的"神"是指人的精神、意识、思维活动。这等高级中枢神经活动可以通过眼表达出来，《灵枢经·大惑论》："目者，心之使也。"眼为高级神经活动信息传达的使者，也就是说，通过眼睛可以观察人体精神活动，生理病理变化，故有"眼睛是心灵的窗户"之说。眼为五官之王，其视觉感觉几乎涵盖所有人体感觉的70%以上。《孟子》亦云："存乎人者，莫良于眸子。眸子不能掩其恶；胸中正，则眸子了焉；胸中不正，则眸子眊焉。"

#### 2．心合脉，诸脉属目

心管辖全身之血脉，《素问·痿论篇》："心主身之血脉。"而眼的血液供养来自心主管的血脉，《素问·五脏生成篇》："诸脉者，皆属于目。"《证治准绳》曰："目为血所养明矣。"《审视瑶函》曰："夫目之有血，为养目之源，充和则有发生长养之功，而目不病；少有亏滞，目病生焉。"血液通过血脉输送至目，以供养眼目，包括神水、神膏与瞳神。《审视瑶函》说："血养水，水养膏，膏护瞳神。"现代医学研究知晓眼的脉络膜血流量为脑血流量的2倍，肝血流量的3倍，在全身器官中，几占首位。《灵枢·口问》："目者，宗脉之所聚也，上液之道也。"

### （二）眼与肝的关系

#### 1．肝开窍于目，目为肝之外候

《素问·金匮真言论》曰："东方青色，入通于肝，开窍于目，藏精于肝。"肝所受藏的精微物质可供养于目，肝的功能状态可从眼表现出来。《灵枢·五阅五使》曰："目者，肝之官也"。《诸病源候总论》曰："目，肝之外候也。"肝对应于目，故欲知肝脏生理病理状态可从眼睛测知。

2. 肝主藏血，目受血能视

肝藏之血是眼目产生视觉功能的物质基础，故《素问·五脏生成篇》曰："肝受血而能视"。《审视瑶函·目为至宝论》曰："真血者，即肝中升运于目，轻清之血，乃滋目经络之血也。此血非比肌肉间混浊易行之血，因其轻清上升于高而难得，故谓之真也。"现代研究发现，肝脏能调节血浆维生素 A 的浓度，以满足视网膜杆状细胞的需要，但肝病时就失去这种调节功能，使眼的夜视力下降。是为"雀目"，西医称"夜盲症"。

3. 肝气通目，辨色视物

肝气直通于目，故肝气的调和，直接影响眼辨色视物的视觉功能。故《灵枢·脉度》说："肝气通于目，肝和则目能辨五色矣。"

4. 肝主泪液，润泽目珠

五脏化生五液，其中肝化液为泪。故《素问·宣明五气篇》云："五脏化液……肝为泪。"《银海精微》亦云："泪乃肝之液。"泪液有润泽和保护目珠的作用。《灵枢·口问》说："液者，所以灌精濡空窍者也。"若肝的功能失调，不能收制泪液，则会出现泪下如泣，故《灵枢·九针》说："肝主泣。"

（三）眼与脾的关系

1. 脾化精气，上贯于目

脾为后天之本，主运化，化生水谷精微，为气血生化之源。脾运健旺，气血充足，目得气血之养，则目能维持正常生理功能。若脾失健运，气血不足，目失所养则眼目就会发生病理改变。《素问·玉机真脏论》云："脾为孤脏，……其不及则令人九窍不通。"《兰室秘藏·眼耳鼻门》亦云："夫五脏六腑之精气，皆禀受于脾，上贯于目……故脾虚则五脏六腑之精皆失所司，不能归明于目矣。"此说脾之精气对维护眼目正常生理功能的重要性。

2. 脾统血，循行目络

《兰室秘藏》曰："脾者，诸阴之首也；目者，血脉之宗也。"因目为宗脉所聚之处，若脾气虚弱，失去统摄之力，则可导致眼部，尤其是眼底发生出血性病症。《景岳全书·杂证谟》亦指出："盖脾统血，脾气虚则不能收摄；脾化血，脾气虚则不能运化，是皆血无所主，因而脱陷妄行。"

3. 脾主肌肉，眼动如常

《素问·痿论》："脾主身之肌肉。"脾之精有滋养肌肉之功效。眼睑肌肉及眼带（眼外肌）得脾之精气充养，则眼睑开合自如，眼珠转动灵活。

**（四）眼与肺的关系**

1. 肺主气，气和目明

《素问·五脏生成篇》曰："诸气者，皆属于肺。"《素问·六节脏象论》曰："肺者，气之本。"肺主气，司呼吸，肺朝百脉，肺气充和，全身气机调畅，五脏六腑之精气顺达于目，目得五脏六腑精气濡养则能视万物；若肺气不足，脏腑之气不充，目失所养则视物昏暗，《灵枢·决气》云："气脱者，目不明。"

2. 肺气宣降，眼络通畅

肺气宣发与肃降，相互制约，互济协调，使全身血脉通利，则眼络亦得通畅。一面使目可得到气血津液之濡养；另一面则免体液瘀滞于目。

（五）眼与肾的关系

1. 肾主藏精，目视精明

《灵枢·大惑论》说："目者，五脏六腑之精也。"寓含眼的形成与视觉的产生有赖精的供养。而肾主藏精。《素问·上古天真论》："肾者主水，受五脏六腑之精而藏之"。肾既藏先天之精，亦藏后天之精。《审视瑶函·目为至宝论》曰："真精者，乃先后二天元气所化之精汁，起于肾……而后及乎瞳神也。"肾藏之精的盛衰直接影响眼的视觉功能。《素问·脉要精微论》曰："夫精明者，所以视万物，别白黑，审短长；以长为短，以白为黑，如是则精衰矣。"肾之精化生以养护瞳神，《审视瑶函》曰："肾之精腾，结而为水轮。"水轮属瞳神。

2. 肾生脑髓，目系属脑

肾主骨生髓，《素问，阴阳应象大论》曰："肾生骨髓。"诸髓属脑。《灵枢·海论》曰："脑为髓之海"。故《灵枢·海论》言："髓海不足，则脑转耳鸣……目无所见。"而眼之目系，为《灵枢经·大惑论》云："上属于脑，后出于项中"。清代医家王清任在《医林改错》曰："两目即脑汁所生，两目系如线，长于脑，所见之物归于脑。"三者皆言肾、脑、眼的内在联系。

3. 肾主津液，上润目珠

《素问·逆调论》曰："肾者水脏，主津液。"《灵枢·五癃津液别》亦曰："五脏六腑之津液，尽上渗于目。"五脏六腑之津液由肾的调控，输送至目，为目珠提供了营养物质。五脏六腑之津液除具有滋养目珠之功外，还可维持眼圆润如珠的形状。故《外台秘要》曰："其眼根寻无他物，直是水耳。轻膜裹水，圆满精微，皎洁明净，状如宝珠。"

眼的正常生理功能有赖于五脏精气之润养，五脏各司其职，《审视瑶函》曰：“大抵目开窍于肝，生于肾，用于心，润于肺，藏于脾。”若五脏功能失调，不能滋养眼目，则眼目定会出病理改变。五脏各司眼目相应的部位，心主血轮，肺主气轮，肝主风轮，脾主肉轮，肾主水轮，此即眼目的“五轮”。故五脏的病变亦可通过各司的五轮表达出来，也就是说，通过观察眼目五轮的改变，可以测知五脏之病变，《素问》云：“有诸内者，必形诸外。”即是此意。有关眼目五轮学说，请见其后。

## 二、眼与六腑的关系

五脏六腑互为表里，具有相互依赖、相互协调的内在联系，故眼不仅与五脏关系密切，与六腑亦有不可分割的联系。六腑器官的正常功能，目方得所养，才能维持眼目正常的生理功能，反之，则出现眼目病理改变。

### （一）眼与胆的关系

肝与胆相合为表里，胆贮藏胆汁，乃肝气溢于胆而成，《东医宝鉴》曰：“肝之余气，溢于胆，聚而成精。”是为胆汁。胆汁助胃运脾，消化水谷而为精，可营养眼目。反之，胆汁衰减则目不明。《灵枢·天年》：“五十岁，肝气始衰，肝叶始薄，胆汁始灭，目始不明。”又《证治准绳·杂病·七窍门》曰：“神膏者，目内包涵膏液……此膏由胆中渗润精汁积而成者，能涵养瞳神，衰则有损。”胆汁生神膏，神膏有滋养瞳神的功能。若胆汁瘀滞则出现黄疸。

### （二）眼与小肠的关系

心与小肠相合为表里，其经脉互联，其气相通。心为火脏，小肠为火腑，极易引动火热之邪上炎于目而出现病理改变。

### （三）眼与胃的关系

脾与胃相合为表里，胃为水谷之海，脾胃合称为“后天之本"。清阳之气主要源于胃气，对眼有温煦濡养作用。《脾胃论》曰："胃气一虚，耳、目、口、鼻，俱为之病"，由此可见正常胃气维护眼的正常生理功能，反之，则出现病理状态。

**（四）眼与大肠的关系**

肺与大肠相合为表里，若肺失肃降之机，大肠传导不行，热结于下，熏蒸于上而发为眼病；若大肠积热，腑气不畅，亦可致肺气不降，气壅于上而致眼病。

**（五）眼与膀胱的关系**

肾与膀胱相合为表里，故《素问·灵兰秘典论》曰："膀胱者，州都之官，津液藏焉，气化则能出矣。"膀胱气化作用主要取决于肾气的盛衰。肾与膀胱的功能失调，就会出现水湿泛滥之目疾，此外，水湿停聚可变生湿热，亦可产生湿热蕴蒸的眼病。《银海指南·膀胱主病》曰："目珠上属太阳，见症甚多，……故凡治目，不可不细究膀胱。"

**（六）眼与三焦的关系**

三焦为孤腑，主通行元气，运化水谷和疏理水道。《难经·三十一难》曰："三焦者，水谷之道路，气之始终也。"《难经·六十六难》又曰："三焦者，原气之别使也，主通行三期，经历五脏六腑。"脏腑之精气、津液均需通过三焦而上行灌注于目。此外，《证治准绳·杂病·七窍门》认为，眼内所涵的房水，是由"三焦而发源"。若三焦功能失常，神水衰减，可导致多种眼病。

六腑（三焦为孤腑）与五脏相互为表里，六腑之精气具有与五脏相同的机理滋养眼目，为眼目的正常生理功能提供物质基础，反之，六腑功能失调，其精气衰减，眼目营养不足则出现病理病变，可通过六腑所司部位表达之，即眼目之五轮部位。胃合脾为肉轮，小肠合心为血轮，大肠合肺为气轮，胆合肝为风轮，膀胱合肾为水轮。此即通过眼目五轮的异常表达，可以测知六腑功能的盛衰。《灵枢经·本脏》曰："视其外应，以知其内脏，则知所病矣。"有关眼目五轮学说，请见其后。

# 第三节　眼与气血津液的关系

气血津液是脏腑正常生理活动的产物，是人体生命活动的物质基础，也是维持眼球视物功能的基本物质。眼为清窍，其位在上，结构复杂，唯气血津液轻清精微者方能上达于目，中医眼科常将上输于眼的气血津液特称为"真气"、"真血"、"神水"等，由此而知气血津液在眼科的重要性。

## 一、眼与气的关系

气的含义有二，一是指构成人体和维持生命活动的最基本的精微物质，如宗气、营气、真气等；二是指人体的推动、温煦、防御、固摄等功能活动，如脏气、经气等。气的基本运动形式是"升降出入"，称为气机。《素问·六微旨大论》曰："升降出入，无处不到。"维持和发挥其眼目的正常生理功能，亦离不开气的作用。《太平圣惠方》曰："眼通五脏，气贯五轮。"《景岳全书》曰："气之为用，无所不至，一有不调，则无所不病。"气对眼目的作用有三。

### （一）温养作用

《灵枢·大惑论》曰："五脏六腑之精气，皆上注目而为之精。"可知眼目发挥正常生理功能，有赖于五脏六腑提供精微物质。《审视瑶函·目为至宝论》曰："真气者，即目经络中往来生用之气，乃先天真一发生之元阳也。"真气

18

者乃人体元阳之气也。《证治准绳》称瞳神"乃先天气所生，后天之气所成"。《原机启微》谓瞳神可因"气为怒伤散而不聚"，《银海指南》亦指出，"气不裹精"则"瞳神散大"，人的生命活动宣告终止。

**（二）推动作用**

眼目维持和发挥正常的生理功能，与肾气的充盈，心气的推动，脾气的升降，肝气的疏泄，肺气的敷布有密切关系。在气升降出入的作用下，才能将精、血、津液输送至眼，方以维持和发挥眼目的视觉功能。

**（三）防御作用**

《素问·刺法论》说："正气内存，邪不可干。"正气充和，可防御外邪入侵，若正气不足，外邪入侵，则易发生外感眼病，或病后迁延不愈，反复发作。

## 二、眼与血的关系

血由营气和津液相互作用而生成，血由心所主，由肝所藏，由脾所统，循行于脉中，周流全身，是眼维持和发挥视功能的重要物质。《景岳全书》云，血"灌溉一身，无所不及，故凡七窍之灵……无非血之用也。"血与眼的关系有如下两方面作用。

**（一）濡养作用**

《难经·二十二难》曰："血主濡之"。《审视瑶函》亦曰："夫目之有血，为养目之源，充和则有发生长养之功，而目不病，少有亏滞，目病生矣。"《河间六书》曰："目得血而能视。"具有滋养作用的轻清之血称为"真血"。《审视瑶函·明目至宝论》谓："真血者，即肝中升运于目，轻清之血，乃滋目经络之血也。此血非比肌肉间混浊易行之血，因其轻清上升于高而难得，故谓之真血也。"

### （二）化生作用

血液还能化生为真水，转化为膏汁。《审视瑶函·识病辨证详明金玉赋》谓："夫血化为真水，在脏腑而为津液，升于目而为膏汁。"从而保证了瞳神的正常视觉功能。《审视瑶函·明目至宝论》又曰："血养水，水养膏，膏护瞳神。""血为气之母"，气血充盈，目得所养，则眼目方可维持和发挥正常功能。

### 三、津液与眼的关系

津液来源于饮食，是经脾胃运化之后产生的水谷精微，是人体内的正常体液，清而稀者名为津，浊而稠者名为液，合称津液。津液随气之升降出入及血之运行，上行灌注于目。津液与眼的关系有如下两方面作用。

### （一）补益作用

《灵枢·五癃津液别》曰："五脏六腑之津液尽上渗于目。"《灵枢·口问》亦曰："液者所以灌精濡空窍者也……液竭则精不灌，精不灌则目无所见。"津液上渗于目，在目外化为泪液，润泽目珠；在目内化为神水与神膏，神水滋养神，又能养护瞳神。《证治准绳》曰："大概目圆而长，外有坚壳数重，中有清脆，内包黑稠神膏一函，膏外则白稠神水，水以滋膏，水外则皆血，血以滋水。"又谓："神膏、神水、神光、真气、真元、真精，皆滋目之源液也。"津液属阴，津液不足则导致眼病。《审视瑶函·明目至宝论》曰："水衰则有火盛暴燥之患，水竭则有目轮大小之疾，耗涩则有昏渺之危，亏者多，盈者少，是以世无全精之目。"《审视瑶函·识病辨证详明金玉赋》亦曰："得之则真水足而光明，眼目无疾，失之则火邪盛而昏蒙，翳障即生"。

### （二）维护眼珠球状及眼压作用

津液在眼内的充填，能维护眼珠圆润如珠的形状。神水的出入处于动态平衡，才能维持正常的眼压。《外台秘要》曰："其眼根寻无他物，直是水耳。轻膜裹水，圆满精微，皎洁明净，状如宝珠。"《审视瑶函·明目至宝论》亦曰："大哉目之为体，乃先天之孔窍，肇始之元明，经络之精华，营卫之膏液，故有金珠玉液之称。"若神水神膏耗损，则眼珠变软或塌陷，津液运行障碍则会引起眼压升高而成绿风内障等。

## 第四节　眼与经络的关系

经络是运行气血，沟通上下、内外、表里，联系脏腑器官的通路，将人体组织、器官、脏腑构成一个有机的整体。其系统组成有：十二经脉、十五络脉、十二经别、十二经筋、奇经八脉。眼与经络有密切的内在联系。《灵枢·口问》曰："目者，宗脉之所聚也。"《灵枢·邪气脏腑病形》亦曰："十二经脉，三百六十五络，其血气皆上于面而走空窍，其精阳气上走于目而为睛。"

### 一、眼与十二经脉的关系

#### （一）足少阳胆经

《灵枢经·经脉》曰："胆足少阳之脉，起于目锐眦，上抵头角，下耳后……其支者从耳后入耳中，出走耳前，至目锐眦后。其支者，别锐眦，下大迎，合于手太阳，抵于颅。"足少阳胆经起于目外眦之瞳子髎穴，其耳部支脉，行至外眦瞳子髎。其外眦部支脉，从瞳子髎下走大迎，会合手少阳经，到达眼眶下方。

#### （二）手少阳三焦经

《灵枢经·经脉》曰："三焦手少阳之脉，起于小指次指之端……其支者从膻中上出缺盆，上项，挟耳后直上，出耳上角，以屈下颊至颇；其支者从耳后入耳中，出走耳前，过客主人，前交颊，至目锐眦。"手少阳三焦经一支脉直达眶之下。另一支脉，与前一条支脉相交于颊部，至目外眦的瞳子髎与足少阳胆经交接。

以上足少阳胆经和手少阳三焦经皆循行于目外眦瞳子髎。

### （三）足太阳膀胱经

《灵枢经·经脉》曰："膀胱足太阳之脉，起于目内眦，上额交巅，……其支者从巅入于脑，还出别下项。"《灵枢经·寒热病》："足太阳有通项入于脑者，正属目本，名曰眼系。"足太阳膀胱经起于目内眦晴明穴，上前额循攒竹，斜行交督脉于巅顶百会穴。其直行者，从巅入脑，连属目本（即目系）。

### （四）手阳明大肠经

《灵枢经·经脉》曰："大肠手阳明之脉，起于大指次指之端，……其支者从缺盆上颈贯颊，入下齿中，还出挟口，交人中，左之右，右之左，上挟鼻孔。"手阳明大肠经的支脉，终于鼻旁之迎香穴，与足阳明胃经相接。

### （五）足阳明胃经

《灵枢经·经脉》曰："胃足阳明之脉，起于鼻之交颊中，旁纳太阳之脉，下循鼻外，入上齿中。"足阳明胃经起于眼下鼻旁之迎香穴，与手阳明大肠经相交，上行而左右相交于鼻根部，过内眦晴明穴，与旁侧之足太阳膀胱经交会，再循鼻外侧经眼下方正中下行，经承泣、四白、巨髎，入上齿中。同时其本经行至目眶下，又循于目内眦。

以上手阳明大肠经和足阳明胃经皆循行于目眶下部。

### （六）手太阳小肠经

《灵枢经·经脉》曰："小肠手太阳之脉，起于小指之

从眼睛看全身性疾病

端……其支者从缺盆循颈上颊，至目锐眦，却入耳中；其支者别颊上𬱖，抵鼻，至目内眦，斜络于颧。"手太阳小肠经的支脉，上至目外眦。另一支脉至目内眦睛明穴，与足太阳经相接。共循行于目外眦和目内眦。

### （七）足厥阴肝经

《灵枢经·经脉》曰："肝足厥阴之脉，……循喉咙之后，上入颃颡，连目系，上出额，与督脉会于巅，其支者，从目系下颊里，环唇内……。"足厥阴肝经沿喉咙之后，上入颃颡（鼻咽部），直接与目系相连，其支者，循经眶下部。

### （八）手少阴心经

《灵枢经·经脉》曰："心手少阴之脉，起于心中……，其支者，从心系，上挟咽，系目系。"手少阴心经的支脉，与目系相连。

十二经脉中，从头走足的足三阳经，均起于眼或眼的周围，而从手走头的手三阳经皆有1~2条支脉终止于眼或眼的附近。此外，足厥阴肝经以本经、手少阴心经以支脉连于目系。

## 二、眼与经别的关系

十二经别是十二经脉别行的部分，故称"经别"，是正经别行深入体腔的支脉，亦是人体气血运行的通道。入胸腹至其所属脏腑，称"入"，与十二经脉同，复出脏腑，于头颈部出，称"出"，又与外经脉会合，称"合"。其中与眼发生直接联系的经别如下：

### （一）手太阳之经别

《灵枢经·经别》曰："手太阳之正，……入腋走心，系小肠也。"手太阳经脉别出而行的正经，入心脏，系于小肠本腑。

（二）手少阴之经别

《灵枢经·经别》曰："手少阴之正，……属于心，上走喉咙，出于面，合目内眦。"手少阴经脉别出而行的正经，入属心本脏，上走面部，与手太阳合于目内眦。

手太阳经别和手太阴经别皆合于目内眦。

（三）足少阳之正

《灵枢经·经别》曰："足少阳之正，……别者……系目系，合少阳于外眦也。"

（四）足阳明之正

《灵枢经·经别》曰："足少阳之正，……上颃颡，还系目系，合于阳明也。"足阳明经脉别出而行的正经，上行连接目系，与足阳明本经相合。

（五）足太阳之正

《灵枢经·寒热病》曰："足太阳有通项入于脑者，正属舌本，名曰眼系。"眼系即指目系。

（六）手少阴之别

《灵枢经·经别》曰："手少阴之别，名曰通里，……循经入于心中，系舌本，属目系。"

以上足少阳之正、足阳明之正、足太阳之正、手少阳之别皆联系于目系。

（七）足少阳之经别

《灵枢经·经别》曰："足少阳之正，绕髀，入毛际，合于厥阴；别者，入季胁之间，循胸里，属胆，散之上肝，贯心，……散于面，系目系，合少阳于外眦也。"

（八）足厥阴之经别

《灵枢经·经别》曰："足厥阴之正，别跗上，上至毛际，合于少阳，与别俱行。"足少阳经脉别出而行的正经，与足厥阴经脉合并；其别出一脉，散行于肝，上贯心部，上行于面部，系于目系，与足少阳本经合于目外眦。

## 三、眼与十二经筋的关系

十二经筋隶属于十二经脉，是经脉之气结聚散络于筋肉关节的系统，循行分布与同名经脉多相吻合，主司人体正常生理活动。十二经筋中与眼发生联系的主要有：

### （一）足太阳之筋

《灵枢经·经筋》曰："足太阳之筋，起于足小指上，……其支者，为目上网，下结于頄。"足太阳之筋，起于小足趾爪甲外侧，它的一条支筋像网络一样围绕上眼胞睑，然后向下结聚于颧骨处。

### （二）足阳明之筋

《灵枢经·经筋》曰："足阳明之筋，……其直者，……上项，上挟口，合于頄，下结于鼻，上合于太阳。太阳为目上网，阳明为目下网。"足阳明之筋有一条直行的支筋从鼻旁上行与太阳经筋相合，太阳经的经筋网维于眼上胞，阳明经的经筋网维于眼下睑，两筋协同作用，统管眼睑开合。

### （三）足少阳之筋

《灵枢经·经筋》曰："足少阳之筋，……支者，结于目外眦为外维。"足少阳之筋的一条支筋结聚于目外眦，为目之外维。此筋伸缩，眼才能左右顾盼。《类经》注释："此支者，从颧上斜趋结于目外眦，而目之外维，凡人能左右盼视者，正以此筋为之伸缩也。"

### （四）手太阳之筋

《灵枢经·经筋》曰："手太阳之筋，……直者，出耳上，下结于颔，上属目外眦。"手太阳之筋有一条直行的支筋，出耳上，前行而下结于下巴，又上行连属目外眦，与手足少阳之筋相合。

**（五）手少阳之筋**

《灵枢经·经筋》曰："手少阳之筋，……其支者，上曲牙，循耳前，属目外眦，上乘颔，结于角。"手少阳之筋的一条支筋，连属目外眦，然后上行，结于额角。

**（六）手阳明之筋**

《灵枢经·经筋》曰："手阳明之筋，……其支者，上颊，结于頄；直者，上出于手太阳之前，上左角，络头，下右颔。"手阳明之筋的一支，上行面颊颧骨部，直行的向上循行，出手太阳之筋的前方，上至左额角，络于头部，再下行到右额部，而右侧之筋则上右额角，下行到左颔部。

上述结聚于眼及其周围的六条经筋，共同作用支配着眼睑的开合、眼珠的转动，以及头面部其他筋肉的正常活动。

## 四、眼与奇经八脉的关系

奇经八脉之"奇"，是相对于十二正经而言，具有与十二正经不同的自身独立的特点或特征，奇经八脉相互间无表里配合关系，与脏腑无直接相关联的属性关系，然而它们纵横交叉贯穿于十二经脉之间，具有加强经脉间的联系和调节正经气血的作用。奇经八脉有督脉、任脉、冲脉、带脉、阴蹻、阳蹻及阳维、阴维。

**（一）督脉**

督有"总督"之意，督脉总督一身之阳经，故称"阳脉之海"。主要运行于头项背后的正中线。《素问·骨空论》曰："督脉者，起于少腹以下骨中央，……贯脊属肾，与太阳起于目内眦，上额交巅上，入络脑，……其少腹直上者，贯脐中央，上贯心，入喉，上颐还唇，上系两目之下中央。"督脉起于少腹下骨中央，有一支与足太阳膀胱经交于目内

从眼睛看全身性疾病

眦，上额交巅上，入络脑；另一支脉则从少腹直上，上系两目之下中央。

（二）任脉

任有"总任"之意，任脉总主一身之阴经，故称"阴脉之海"。《素问·骨空论》曰："任脉者，起于中极之下，以上毛际，循腹里，上关元，至咽喉，上颐，循面入目。"任脉起于中极之下的会阴部，沿着腹里上行，系两目下之中央，至目眶下而终。

（三）阴跷脉和阳跷脉

跷有"轻健跷捷"之意。阴跷脉主一身之内侧之阴，阳跷脉主一身之外侧之阳。《灵枢经·寒热病》："足太阳有通项入于脑者，正属目本，名曰眼系。……在项中两筋间，入脑乃别阴跷、阳跷，阴阳相交，……交于目锐眦。阳气盛则瞋目，阴气盛则瞑目。"《灵枢经·脉度》："跷脉者，……上出人迎之前，入頄，属目内眦。"《奇经八脉考》："阳跷者，……至目内眦，与手足太阳、足阳明、阴跷五脉会于睛明穴。……阴跷者，……入頄内廉，上行，属目内眦，与手足太阳、足阳明、阳跷五脉会于睛明而上行。"阴跷脉和阳跷脉皆上行相交于目内眦之睛明穴，具有濡养眼目，司眼睑开合之功用。

（李顺保　朱燕）

27

第一章　眼的解剖生理简介

# 第二章　从眼球运动障碍看全身性疾病

## 第一节　概述

眼球运动障碍（eye movement hinder）是指眼肌或支配眼肌的神经及其中枢病损，出现眼肌麻痹、眼球位置及其运动异常。可用作大脑半球、脑干、脑神经和（或）眼外肌病变定位有价值的路标，当检查昏迷者时，眼部的症状和体征特有帮助。眼球运动障碍可分为眼外肌麻痹导致眼球运动障碍和眼内肌麻痹导致瞳孔改变两类，如两者均麻痹则称为全眼肌麻痹。眼肌麻痹引起的瞳孔障碍将在瞳异常节叙述。

正常眼球向内转时瞳孔内缘可达上下小泪点连续的直线，向外转时角膜可达外眦角，向上、向下运动范围约为5mm，如不能达到上述范围即为眼球运动障碍。

## 第二节　眼球运动障碍的发病机制

眼球运动功能要依靠支配眼运动的肌肉、神经、神经核及其联系纤维和中枢神经系统的功能正常，如果这些组织的功能受损，就会出现眼球运动障碍。

## 一、支配眼外肌的神经

### （一）动眼神经

动眼神经核位于中脑上丘水平、中脑导水管下方的中央灰质内。包括外侧核、缩瞳核（Edinger-Westphal 核）和正中核（Perlia 核）三部分核团。

1. 外侧核：是主核，从上至下依次分为提上睑肌核、上直肌核、内直肌核、下斜肌核、下直肌核。分别支配相应眼外肌，司眼球分别向内、向上、向下诸方向运动。

2. 缩瞳核：发出纤维加入到动眼主核的纤维束至眼球，支配眼内肌。

3. 正中核：发出纤维至两眼内直肌，主管眼球集合运动。

动眼神经全部纤维受损时，除滑车、外展神经支配的外直肌和上斜肌外，所有眼外肌均麻痹。此外，由于副交感神经支配的眼内肌麻痹，还将出现瞳孔对光反射消失，辐辏和调节功能障碍。

### （二）滑车神经

滑车神经核位于中脑下丘水平、中脑导水管腹侧的中央灰质中，与动眼神经核的外侧核相邻，它是唯一的一根从脑干背侧通过中脑顶盖传出的脑神经，并沿着大脑脚侧面向腹侧走行，穿海绵窦外侧壁，然后伴随动眼神经到达眼眶内，支配上斜肌。

上斜肌的作用是使眼球向下、内旋和小范围的外展运动，即单独收缩时，眼球向下外方转动。此肌麻痹导致受累眼球向上并略向外偏斜。当受累眼向下和向内注视时，这种偏斜更为明显。

### （三）外展神经

外展神经核位于脑桥下部被盖内，紧靠第四脑室底部靠中线处的面丘内，面神经的根纤维环绕在外展神经核周围。外展神经在脑桥和延髓之间的腹侧近中线处出脑干。外展神经与动眼神经和滑车神经在海绵窦内与三叉神经第一、第二分支以及颈内动脉紧邻。此外，还与蝶窦上部和外侧部以及筛窦紧邻，经眶上裂入眶，支配外直肌。

外直肌单独收缩时，眼球向外侧转动。外展神经麻痹时，眼球不能向外移动。由于内直肌失去抵抗，眼球轻度向鼻侧偏斜，这种情况称之为集合性斜视或内斜视。

上述任何一支眼球运动神经受损都会造成复视，这是因为视网膜上的物体影像不再能够覆盖相应区域之故。复视常发生于眼外肌麻痹时，健侧眼视物为真像（实像），麻痹侧眼视物为假像（虚像）。

复视成像规律是：当眼球上转肌麻痹时，此时眼球向下移位，其虚像位于实像之上，如一眼的外直肌麻痹时，眼球偏向内侧，虚像则于实像的外侧。内直肌麻痹时，眼球偏向外侧，虚像位于实像内侧。

## 二、内侧纵束

内侧纵束（MLF）是眼球协调运动纤维，走行于中脑被盖至颈髓水平中线两旁，各眼球运动核团之间通过 MLF 发生纤维联系，以协调两侧眼球的同向运动。眼球运动核团还通过 MLF 与来自本体感觉、前庭、小脑、基底核、大脑皮质的纤维发生联系。

## 三、眼球注视与集合运动中枢

### （一）水平注视中枢

水平凝视的皮质中枢（侧视中枢）位于额中回后部（额叶 Brodmann 8 区），它可支配双眼按照他人的指示向左右转动。

## （二）垂直注视中枢

皮质注视中枢在额叶 8 区，发出的纤维经内囊后抵同侧中脑上丘，上丘为眼球垂直注视的低级（皮质下）中枢。上丘的上半部分使眼球向上运动，下半部分使眼球向下运动。

## （三）集合运动中枢

管理两眼集合运动的随意性皮质中枢在额中回后部，反射性皮质中枢在枕叶皮质。皮质中枢发出纤维下行至中脑动眼神经正中核，再由此发出纤维至两侧内直肌，产生集合运动。

眼球向各个方向运动是 6 条眼肌共同协调的结果。不同部位的病变引起不同的眼球运动障碍。一个相当精细而复杂的中枢机制控制着各眼肌及其神经的精细协调，任一眼肌的活动都不是孤立的。

# 第三节　眼球运动障碍的病因分类

眼球运动障碍的病因分类，见表 2-1。

表 2-1　眼球运动障碍的病因分类表

| 一、核上性眼肌麻痹 | （二）两眼垂直注视麻痹 |
|---|---|
| （一）两眼侧方注视麻痹 | 1. 丘脑出血 |
| 1. 脑出血 | 2. 中脑梗死 |
| 2. 大面积脑梗死 | 3. 基底动脉尖综合征 |
| 3. 额叶/脑桥/枕叶肿瘤 | 4. 松果体瘤 |
| 4. 流行性乙型脑炎 | 5. 小脑/第四脑室肿瘤 |
| 5. 多发性硬化 | 6. 中脑四叠体肿瘤 |
| 6. 急性播散性脑脊髓炎 | 7. 脑炎后 Parkinson 综合征 |
| 7. 癫痫发作 | 8. 进行性核上性麻痹 |

9. Huntington 病

10. 多发性硬化

11. 先天性脑积水

12. 吩噻嗪类药物

（三）两眼会聚麻痹

1. 嗜睡性脑炎

2. 多发性硬化

二、核间性眼肌麻痹

1. 腔隙性脑干梗死

2. 脑干肿瘤

3. 脑干脑炎

4. 延髓空洞症

5. Wernicke 脑病

6. 多发性硬化

三、核性眼肌麻痹

1. 脑干出血

2. 脑干梗死

3. 脑干肿瘤

4. 脑干脑炎

5. 多发性硬化

四、核下性眼肌麻痹

（一）脑血管病变

1. 脑动脉瘤

2. 蛛网膜下腔出血

3. 海绵窦血栓形成

4. 颅内高压及脑疝

5. 颈内动脉海绵窦瘘

6. 眼眶内动静脉畸形

7. 眼肌麻痹型偏头痛

（二）颅内肿瘤

1. 脑干肿瘤

2. 小脑肿瘤

3. 垂体瘤

4. 脑膜癌病

5. 眼眶内假性肿瘤

（三）感染性疾病

1. 脑干脑炎

2. 脑膜炎

3. 颅底蛛网膜炎

4. 岩尖综合征

5. 眶尖综合征

6. 眶上裂综合征

7. 海绵窦综合征

8. 痛性眼肌麻痹

9. 眼区带状疱疹

10. Fisher 综合征

11. 脊髓痨

（四）其他

1. 糖尿病性眼肌麻痹

2. 周期性动眼神经麻痹

3. 先天性动眼神经麻痹

4. 头外伤

五、肌源性

（一）神经肌肉传递障碍

1. 眼肌型肌营养不良

2. 线粒体脑肌病 KSS 型

3. 外眼肌萎缩

4. 多发性肌炎眼肌型

（二）肌肉病变

1. 重症肌无力

2. Eatom-Lambert 综合征

3. 肉毒杆菌毒素中毒

## 第四节　眼球运动障碍的临床诊断思维

### 一、病史采集要点

引起眼球运动障碍的疾病繁多，因此，在询问病史时要详细了解各方面的情况，从中判定可能的病因及病变的部位。

**（一）起病情况**

1. 幼儿发病者多见于脑干肿瘤、重症肌无力眼肌型、脑血管畸形。

2. 青壮年发病者多见于脑干肿瘤、重症肌无力、动脉瘤、脱髓鞘疾病、炎症。

3. 高龄发病者多见于脑血管疾病、糖尿病性外眼肌麻痹、脑干肿瘤、Eaton-Lambert 综合征。

4. 急性起病者多见于炎症性、血管性和外伤性病变。

5. 慢性起病者多考虑肿瘤和肌源性病变。

**（二）有无复视及波动性变化**

1. 若眼球运动障碍出现复视，则多属外眼肌麻痹；若眼球运动障碍不伴复视，则为两眼共同运动障碍。

2. 如有复视，应询问是单眼或双眼复视，明确注视那个方向时出现复视，以及双像中的实像和虚像的位置，有助于确定麻痹的眼肌。

3. 若出现晨轻暮重，一天内症状有波动时，应考虑重症肌无力。

4. 若症状表现为缓解、复发时，应考虑多发性硬化。

**（三）询问既往疾病**

1. 有动脉硬化者可见于脑血管病、动脉瘤等。

2. 有糖尿病史者可发生糖尿病性或血管性眼球运动障碍。

3. 有感染先驱症状者可见于脑膜炎、脑干炎、多发性脑神经炎、海绵窦血栓形成。

4. 有内分泌症状者可见于垂体瘤、松果体瘤等。

5. 有眼部疼痛史者可见于海绵窦血栓形成，眶内病变。

6. 有家族史者大多系肌源性疾病。

## 二、体格检查重点

除详细做一般内科检查外，对神经系统的检查应特别注意眼球运动的检查。

### （一）一般检查

1. 首先观察患者双侧眼裂大小是否相等，有无上睑下垂、眼球有无突出或下陷，斜视和同向偏斜。

2. 注意头位姿势，如外直肌麻痹时，头面常转向瘫痪肌的作用方向侧；上斜肌麻痹时，患者头呈前屈姿势。

### （二）检查眼球运动

1. 观察眼球各向运动受限程度，是一侧还是双侧，凝视的主要方向。并牢记眼肌运动的以下要点。

（1）眼外肌共有 7 条：4 条直肌，2 条斜肌和 1 条上睑提肌。

（2）直肌和斜肌使眼球运动，而上睑提肌主要运动眼睑，仅间接影响眼球运动。

（3）内直肌和外直肌只有水平作用，内直肌主内收，外直肌主外展。

（4）上直肌主要作用是上提眼球，次要作用是内收和内旋；下直肌主要作用是下沉眼球，次要作用是内收和外旋。

（5）上斜肌主要作用是眼球内旋，次要作用是下沉和外展；下斜肌主要作用是眼球外旋，次要作用是上提和外展。

眼球凝视的主要方向，见图2-1。

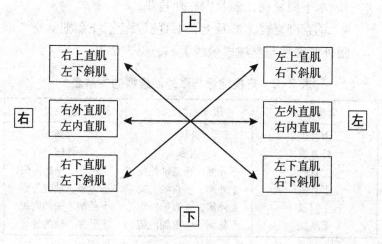

图 2-1　眼球凝视的主要方向图

每个方框列出的肌肉代表双眼向所指的凝视方向运动时，每只眼必须协同收缩的肌肉。

2. 除检查动眼神经、滑车神经、外展神经外，还应重点检查其与脑神经关系密切的邻近结构，如三叉神经、面神经、视神经和听神经。

（三）注意复视

两眼注视同一物体产生两个影像谓之复视。复视常发生于眼外肌麻痹时，健侧眼视物为真像（实像），麻痹侧眼为假像（虚像）。临床上对有复视，而无眼外肌麻痹时，需请眼科作复视图像检查，复视成像的规律是：

1. 眼球上提肌麻痹时，眼球向下移位，虚像位于实像之上，如一眼的外直肌麻痹时，眼球偏向内侧，虚像位于实像的外侧。

第二章　从眼球运动障碍看全身性疾病

2. 眼球内直肌麻痹时，眼球偏向外侧，虚像位于实像内侧。

3. 水平型复视，涉及内、外直肌。

4. 垂直型复视，涉及上、下直肌及上、下斜肌。

眼外肌麻痹与复视虚像的关系，见表2-2。

表2-2　复视虚像与眼外肌麻痹的关系表

| 麻痹眼肌 | 眼球偏斜方向 | 虚像位置 |
|---|---|---|
| 内直肌 | 外侧 | 内侧 |
| 外直肌 | 内侧 | 外侧 |
| 上直肌 | 下外侧，垂直轴外旋 | 上内侧，轴的内侧 |
| 下直肌 | 上外侧，垂直轴内旋 | 下内侧，轴的外侧 |
| 上斜肌 | 上外侧，垂直轴外旋 | 下外侧，轴的内侧 |
| 下斜肌 | 下外侧，垂直轴内旋 | 上外侧，轴的外侧 |

### 三、必要的辅助检查

1. CT/MRI：有助于颅内占位性病变、血管性病变的确诊，MRA有助于颅内血管畸形、动脉瘤的诊断。

2. 脑脊液检查：有助于颅内炎性病变、多发性硬化的诊断。

3. 疑为重症肌无力时，首选眼肌疲劳试验，作新斯的明或腾喜龙试验，同时作肌电图检查，对重症肌无力、Eaton-Lambert综合征、肌营养不良的鉴别均有帮助。

### 四、诊断提示

眼球运动障碍的思维程序是：确定有无眼球运动障碍→判断病变部位→确立病因诊断。

（一）确定有无眼球活动障碍

眼球运动神经损害时，主要引起眼肌麻痹，发生眼球活动障碍，其主要表现为：

1. 眼球位置改变（斜视）。

2. 眼球运动障碍（向某一方向运动时，眼肌麻痹侧的运动受限或活动较健侧运动幅度为小）。

3. 出现复视。

4. 患者不自觉地轻度改变头部位置以图减轻复视。

其中前三点对眼肌麻痹的诊断有较确切的临床意义。在较轻的眼肌麻痹患者，如无明显的斜视或眼球运动障碍，则复视为唯一表现，对这种病例复视检查特别重要。

**（二）判断病变部位**

1. 伴随症状对病因的判断，见表2-3。

表2-3　眼球运动障碍时伴随症状对病因的判断表

| 伴随症状 | 提示病因 |
| --- | --- |
| 外伤后发生眼球固定、上睑下垂、瞳孔扩大、对光反应消失，三叉神经眼支分布区感觉丧失 | 眶尖骨折合并眶内出血 |
| 外耳道有脓性分泌物 | 中耳炎继发颞骨岩部骨炎（岩尖综合征） |
| 先有感染症状，而后眼球突出眼睑及结膜水肿、瞳孔扩大、对光与角膜反射消失 | 血栓性海绵窦静脉炎 |
| 先有感染症状，眼眶疼痛、眼球活动受限，眼球突出，无结膜水肿，瞳孔不受影响 | 眶周蜂窝织炎 |
| 伴有第Ⅲ、Ⅳ、Ⅵ脑神经同时受损及三叉神经眼支麻痹 | 眶上裂综合征 |
| 上睑下垂，眼球运动障碍，瞳孔反应正常. 晨轻暮重，肌无力于活动后更为明显 | 重症肌无力 |

第二章　从眼球运动障碍看全身性疾病

| 伴随症状 | 提示病因 |
|---|---|
| 发热头痛、脑膜刺激征阳性，伴Ⅲ、Ⅳ、Ⅵ神经麻痹 | 脑膜炎 |
| 多饮、多尿、多食，体重下降、尿糖阳性、血糖增高，伴动眼神经麻痹 | 糖尿病性眼肌麻痹 |
| 单纯会聚反应（辐辏反射）障碍 | 神经系统病变、甲亢 |
| 鼻塞、鼻出血、三叉神经痛、颈淋巴结肿大、眼肌麻痹 | 鼻咽癌 |
| 两岁内发病、上睑下垂和外斜视 | 先天性眼外肌麻痹共同性斜视 |
| 幼年时斜视，屈光不正，眼球各个不同方向运动正常 | 共同性斜视 |
| 单眼注视复视 | 多属功能性 |

从眼睛看全身性疾病

38

2. 明确眼外肌麻痹是神经源性还是肌源性。将肌源性病变从中区分出来。

肌源性眼肌麻痹的特点是：①麻痹的眼肌不按神经支配组合；②眼肌麻痹均为双侧性；③不影响眼内肌，即瞳孔一般正常；④常见于神经肌肉接头病变及肌肉病变。

**(三) 确立病因诊断**

1. 分析昏迷时眼球位置变化的意义

眼球位置及运动异常对脑干损害病变定位具有重要意义，尤其是对昏迷患者，观察其静止时眼球位置和眼球运动功能是极为重要的。

(1) 静止时眼球位置：正常人在睡眠时两眼球稍向上旋。昏迷时眼球位置的变化有：

①眼球浮动：当浅昏迷时可见眼球水平或垂直性自发浮动，以水平性浮动多见，随着昏迷加深则眼球浮动逐渐消

失，而固定于正中位。有自发性眼球浮动，说明脑干功能尚存在。

②分离性斜视：除说明昏迷程度较深外，尚可说明有动眼神经麻痹。当昏迷患者出现垂直分离性斜视（即一眼向上，另眼向下）时说明后颅凹病变，例如小脑疾患。

③同向偏视：两眼球向一侧同向偏斜可见于大脑或脑干病变；如两眼向偏瘫的对侧注视（"注视病灶侧"）说明病灶位于大脑半球或皮质下病变；如两眼转向偏瘫侧说明病变位于脑干，尤其在脑桥部。

④眼球向下偏视（凝视鼻尖）：可见于丘脑或丘脑底部病变，或中脑广泛性病变。

⑤眼激动或不安眼（ocular agitation or restless eyes）：表现两眼呈较快地来回运动（乒乓球性眼震），常见于两侧大脑半球损害（如双侧卒中）、脑炎、麻醉及肝昏迷。

⑥洋娃娃眼现象（doll's eyes phenomenon）：屈曲昏迷患者颈部时，患者眼睛睁开，同时眼球上翻，很像玩具洋娃娃的眼睛，是中脑部病变的特征。

（2）反射性眼球运动：昏迷者由于眼球自发性侧向运动消失或受限时，可利用反射性眼球运动的检查（转头试验）来测定侧视及垂直运动的范围。

转头试验：谨慎而较快地将昏迷患者的头水平地分别向两侧转动，注意观察两眼球运动，可见两眼很快地协同转向对侧。正常人此反射受大脑皮质的适应性抑制而无反应或反应不明显。而当皮质功能低下（浅昏迷），两侧额叶或弥散性大脑半球病变而意识尚清醒时则可出现。随昏迷的加深此反射又消失。

眼球运动障碍与病变部位，见表2-4。

第二章 从眼球运动障碍看全身性疾病

## 表2-4 眼球运动障碍与病变部位判断表

| 病损部位 | | | 临床表现 | |
|---|---|---|---|---|
| 核上性及核间性（中枢性） | 大脑半球，脑桥 | | 水平性凝视麻痹 | |
| | 中脑 | | 垂直性凝视麻痹 | |
| | 大脑半球、中脑、脑桥 | | 共同偏视 | |
| | 中脑 | | 辐辏麻痹 | |
| | 内侧纵束（MIF） | | 核间麻痹（MLF综合征） | |
| | 中脑 | | 辐辏痉挛 | |
| | 脑桥 | | 眼球浮沉，眼球浮动 | |
| | 中脑、脑桥 | | 跷板样眼震 | |
| 核性及核下性（周围性） | 动眼神经核及核下性 | | 动眼神经麻痹 | 提上睑肌麻痹 |
| | | | | 上直肌麻痹 |
| | | | | 内直肌麻痹 |
| | | | | 下直肌麻痹 |
| | | | | 下斜肌麻痹 |
| | 滑车神经核及核下性 | | 滑车神经麻痹 | 上斜肌麻痹 |
| | 外展神经核及核下性 | | 外展神经麻痹 | 外直肌麻痹 |
| | 复合神经核及核下性 | | 动眼神经麻痹滑车神经麻痹外展神经麻痹 | 提上睑肌麻痹 |
| | | | | 上直肌麻痹 |
| | | | | 内直肌麻痹 |
| | | | | 下直肌麻痹 |
| | | | | 下斜肌麻痹 |
| | | | | 上斜肌麻痹 |
| | | | | 外直肌麻痹 |
| 肌源性 | 神经-肌内接合部 | | 重症肌无力、癌性肌无力综合征 | |
| | 肌肉 | | 眼外肌肌病，内分泌性肌病 | |
| 眼球周围组织 | 眶骨 | | 眼眶骨折 | |
| | 眶内 | | 眼眶内肿瘤，眼眶内炎症 | |

昏迷伴脑干损害时可见下列现象：

①中脑、脑桥及廷髓上部双侧病变：表现为无反射性眼球运动。

②一侧脑桥部病变（或对侧额叶皮层病变）：头转向病灶侧时，两眼偏向病灶对侧；头向病灶对侧转位时，两眼球位置不同。

③一侧中脑及脑桥部分性病变：头转向病灶时，病灶对侧眼外展，病灶侧眼球不能内收。

④一侧脑桥下部病变：头转向病灶侧有反射性眼球运动，转向病灶对侧则健侧眼可内收，而病灶侧眼不能外展。

2. 确定眼球运动障碍的病因

作为眼球运动障碍的病因诊断，应从眼肌麻痹的部位、感染、血管因素、肿瘤，外伤、代谢性、退行性等方面予以逐个分析。

（1）双侧眼肌麻痹常为神经核受损，神经核受累最常见的原因是脑炎、多发性硬化、脑出血和肿瘤。

（2）周围性眼肌瘫痪的最常见原因是脑膜炎、鼻窦炎、海绵窦血栓、颈内动脉或后交通动脉的动脉瘤，亦可见于颅底或眶部骨折、肿瘤、肉毒中毒。值得注意的是斜视和上睑下垂常为肌无力引起。

（3）感染或血管因素的起病方式通常较急。

（4）外伤性者则有明确的外伤史。

（5）代谢性者常伴全身其他系统的代谢异常。

（6）退行性变往往发生于老年人，症状进行性加重。

（7）原因不明者应警惕肿瘤。

3. 判断诱发复视的病因

（1）一过性复视对病因的判断，见表2-5。

## 表 2-5　一过性复视对病因的判断表

| 持续时间 | 提示病因 |
|---|---|
| 数秒至数分钟 | 1. 重症肌无力：通常持续时间较长<br>2. 上斜肌肌纤维颤搐：滑车神经/上斜肌功能异常导致振动幻视和复视发作，通常为特发性。血管压迫、脑桥肿瘤或多发性硬化所致者罕见<br>3. 眼性神经肌强直：间断性眼外肌痉挛，常见于颅底肿瘤放射后<br>4. 集合反射调节痉挛：通常为功能性。偶见于脑外伤、癫痫发作和双眼分离<br>5. 视网膜半滑脱现象：与引发对运动物体的视觉追随有关<br>6. 药物<br>7. 动眼麻痹周期性痉挛：病因可为先天性或可能眼性神经肌强直<br>8. 多发性硬化：通常持续时间较长 |
| 数分钟至数小时 | 1. 重症肌无力<br>2. 椎基底动脉供血不足<br>3. 眼肌麻痹型偏头痛：个别性发作<br>4. 局限性眶病<br>5. Brown 综合征：上斜肌或滑车神经先天性或获得性受限<br>6. 药物 |
| 数日至数周 | 1. 重症肌无力<br>2. 眼肌麻痹型偏头痛：反复性发作<br>3. 多发性硬化：复发/缓解发作<br>4. 局限性眶病<br>5. Brown 综合征 |

（2）与复视相关的体征对病因的判断，见表 2-6。

**表2-6 与复视相关的体征对病因的判断表**

| 相关体征 | 可能病因 |
|---|---|
| 眼外肌疲劳/眼睑疲劳/颈屈肌和延髓肌无力 | 重症肌无力 |
| 内收与外展不全时睑裂变窄 | Duane 退缩综合征 |
| 当内收或向下凝视时上睑反常地上提（神经移植术失败） | 外伤或压迫所致的陈旧性动眼神经麻痹 |
| Horner 综合征 | 眶上裂综合征 |
| 眼肌麻痹 | 海绵窦前部病变 |
| $V_1$ 感觉受损/Horner 综合征 | 海绵窦后部病变 |
| 眼肌麻痹/$V_1$、$V_2$ 和（或）$V_3$ 感觉受损/眼球突出 | 眼眶病变，如甲状腺疾病、炎症、浸润性病变或颈动脉海绵窦瘘 |
| 眼肌麻痹、眼震、共济失调和意识障碍 | Wernicke 病 |
| 交叉轻偏瘫、脊髓丘脑束征 | 脑干综合征 |
| 面部疼痛、听力丧失、同侧外直肌无力 | 岩尖综合征 |

# 第五节 眼球运动障碍的鉴别诊断

## 一、眼肌运动神经麻痹

眼肌运动麻痹包括眼内肌和眼外肌的各种运动麻痹。除因眼肌运动神经核及其神经干的损害外，也可因核上性结构（大脑皮质、内囊、脑干）所致的协同运动麻痹所引起。

### （一）核上性眼肌麻痹

核上性眼肌麻痹（supranuclear opthalmoplegja）可表现

为两眼水平注视麻痹和垂直注视麻痹两种。主要表现为两侧眼球联合运动障碍，具有三特征：①无复视；②双眼同时受累；③麻痹眼肌的反射性运动仍保存，患者不能将两眼向一侧注视，但该侧突然出现声音时，两眼又可转向对侧。

1. 两眼侧方注视麻痹

此为最常见，表现为两眼不能向水平方向共同侧视，可分完全性和不完全性。前者表现为患者向麻痹侧注视时，两眼球不超过中线，后者可以超过中线，但不能达到极限位置。

诊断要点：

（1）额中回后部1/3处（8区）皮质侧视中枢病变

①刺激性病变：两眼向病灶对侧注视，头部也转向该侧，常见于癫痫发作。

②破坏性病变：两眼向病灶同侧注视，不能向病灶对侧同向运动。此种注视通常持续1周左右，不伴复视，常见于脑血管病。

（2）脑桥部皮质下侧视中枢病变

①刺激性病变：两眼向病灶同侧注视。

②破坏性病变：两眼向病灶对侧注视（肢体偏瘫侧），不能向病灶侧同向运动，持续时间>2周或呈永久性。

③常见于脑干病变。

2. 两眼垂直注视麻痹

此指两眼不能协调向上仰视，或不能协同向下俯视。因双侧中脑上丘顶盖前区损害所致。

诊断要点：

（1）刺激性病变：引起动眼危象。

①患者双眼不自主地向上凝视，不能向下方转动. 每次

发作持续数秒至数小时，危象恢复后双眼恢复正常。

②在动眼危象期可伴颈后仰，强迫性奔跑，幻觉或其他精神异常。

③将患者头被动的快速前屈和后仰，两眼球若出现向上或向下活动，则提示病变可能在脑干垂直注视中枢附近。

（2）破坏性病变：引起 Parinaud 综合征。

①两眼向上注视麻痹。

②瞳孔对光反射消失。

③两眼会聚功能消失。

本征在具有眼球垂直注视麻痹这一核心症状的同时，可兼有不同的临床表现，组成不同的综合征，包括：

①Behr 综合征：向上注视麻痹伴瞳孔轻度扩大，对光反射消失而调节反射正常。

②Terrien 综合征：向下注视麻痹伴瞳孔调节与会聚功能消失。

③中脑导水管综合征：向上注视麻痹伴回缩眼震、垂直眼震及会聚眼震。

④松果体肿瘤：向上注视麻痹伴早熟、耳聋、脑积水。

⑤桥小脑角肿瘤：向上注视麻痹伴听力减退、共济失调。

⑥脑卒中：向上注视麻痹伴肢体瘫痪。

3. 眼球会聚运动麻痹

会聚运动麻痹亦属核上性麻痹。

正常人两眼从注视远前方而后注视近物时，由于两侧内直肌共同收缩，眼球向中线内收，同时瞳孔缩小，称调节反应。当注视近物时两眼不能内收，而内直肌功能正常者，称会聚运动麻痹。病变位于中脑，系眼球会聚核（正中核）受损所致。

诊断要点：

（1）两眼眼轴不能聚合。

（2）出现交叉性复视。

（3）常伴对光反射消失。

（4）通常有邻近结构损害，出现肢体瘫痪。

**（二）核间性眼肌麻痹**

核间性眼肌麻痹（intermuclear ophthalmoplegia）通常由脑中部第Ⅲ、Ⅳ、Ⅵ脑神经核之间的联系纤维内侧纵束病变引起。亦称内侧纵束综合征。因病变部位不同，临床上可分前核间性、后核间性和联合性三种，其中以前核间性眼肌麻痹最多见，后两者少见。青年人常见于多发性硬化，老年人多见于脑干血管病变。

1. 前核间性眼肌麻痹

病变位于外展神经核与动眼神经核之间上行的内侧纵束纤维。

诊断要点：

（1）两眼水平侧向注视时，病变侧眼球内收不能，对侧眼球外展正常。

（2）双眼球聚合障碍。

（3）伴外展位水平眼震。

2. 后核间性眼肌麻痹

病变位于内侧纵束后部（脑桥侧视中枢与病侧外展神经核之间）的下行纤维。

诊断要点：

（1）两眼水平侧向注视时，病侧眼球不能外展，对侧眼球不能内收。

（2）眼球会聚功能正常。

3. 联合性核间眼肌麻痹

又称一个半综合征（one-a-half 综合征）。病变在脑桥被盖部，系病侧脑桥侧视中枢和对侧脑桥侧视中枢发出的纤维交叉至病侧的内侧纵束所致。表现为病侧眼球水平侧视时既不能外展也不能内收，而对侧眼球向病侧水平注视时不能内收。

诊断要点：

以左脑桥侧视中枢受损为例。

（1）向左侧视：左眼外展不能，右眼内收不能，即双眼均不能向左侧视，表现为向病灶侧的侧视麻痹（一个）。

（2）向右侧视：右眼外展良好，左眼内收不能，表现为向病灶对侧的核间性眼肌麻痹（半个）。

（3）若同时累及对侧已交叉的内侧纵束上行纤维．则同侧眼球也不能外展，仅对侧眼球可以外展（伴眼震）。

（三）核性眼肌麻痹

核性眼肌麻痹（muclear opthalmoplegia）是指由第Ⅲ、Ⅳ、Ⅵ脑神经核病变所引起的眼肌麻痹。多伴有邻近神经组织损害，如外展神经核受损时，常累及面神经和锥体束，产生同侧外展、面神经麻痹，对侧肢体瘫痪。

1. 动眼神经核性麻痹

动眼神经核位于中脑上部（四叠体上丘水平）导水管前及周围的灰质腹侧部，较为分散，所占范围较大，故最易受损。

诊断要点：

（1）核性眼肌麻痹常呈双侧性，不对称性，易产生复视。

（2）眼肌麻痹常呈不完全性。

（3）动眼神经核的部分传出纤维随面神经分布于眼轮

匝肌，致核性损害侧出现眼轮匝肌轻度麻痹。

（4）分离性眼肌麻痹：通常眼外肌麻痹在先，眼内肌麻痹在后或缺如。

（5）一侧动眼神经核损害不出现上睑下垂。

2. 滑车神经核性麻痹

滑车神经核位于中脑四叠体下丘水平，紧处脑桥之上，导水管之前。

诊断要点：

（1）由于滑车神经核发出的纤维在脑干内交叉后支配对侧的上斜肌，因此，滑车神经核性损害引起对侧眼球向外下运动受限，常伴对侧肢体感觉和运动障碍。

（2）单独引起滑车神经核性纤维病变的是大脑后动脉瘤，表现为对侧滑车神经麻痹，同侧动眼神经麻痹。

3. 外展神经核性麻痹

外展神经核位于脑桥下部，盖部背侧，在第四脑室之前，在面神经弯曲纤维之间（面神经丘），为面神经纤维所环绕。

孤立的外展神经核性麻痹罕见，多同时伴有脑桥的外展神经束、面神经核、面神经丘、内侧纵束的损害。

诊断要点：

（1）两侧眼球向病灶侧同向运动障碍和同侧周围性面瘫（核下性外展神经麻痹无这两个体征）。

（2）Foville下部综合征（脑球下内侧综合征），其临床特点是：

①两眼向患侧注视，形成"患者注视自己的病灶"状。

②同侧三叉神经、面神经受累。

③可有对侧中枢性轻偏瘫和偏身感觉障碍。

④不易恢复，呈永久性。

（3）常伴脑干损害的其他症状。

**（四）核下性眼肌麻痹**（infranuclear opthalmoplegia）

1．动眼神经麻痹（oculomotor nerve paralysis）

表现为单侧动眼神经所支配的眼外肌和眼内肌麻痹。单独出现的动眼神经麻痹，可发生于：①脑干病变；②脚间窝病变；③颅底病变；④神经干病变。

诊断要点：

（1）完全性：内直肌、上直肌、下直肌、下斜肌和提上睑肌麻痹所致。

①上睑下垂：因提上睑肌麻痹不能对抗面神经支配的眼轮匝肌收缩所致，且伴同侧前额皱纹加深。

②眼球固定：眼球轻度外突和偏向外下方，向上、下、内三个方向运动受限。

③瞳孔散大，对光和调节反射消失。

④复视：在注视上、下、内三个方向物体时均出现复视。

（2）不完全性：动眼神经进入眼眶内后，其末梢部分分散支配各眼肌，因此受损时常可引起不完全性麻痹。

①动眼神经上支受损：表现为上睑下垂，眼球向上运动受限。

②动眼神经下支受损：表现为眼球向内、向下和上转运动受限。

③动眼神经上下分支末梢部分受损：仅表现为某一眼外肌运动受限。

2．滑车神经麻痹（trochlear nerve paralysis）

单一滑车神经麻痹罕见。常因跌落时额、顶部外伤所致。在颅底、海绵窦内或眶后病变，滑车神经常合并动眼神经、外展神经麻痹。

诊断要点：

（1）患者向前方注视时，患侧眼球高于健侧，呈上斜视。眼球不能向外下方运动。

（2）眼球向外下方运动受限，患者向下看困难，尤其在下楼梯时。

（3）复视突出，除向上外，向其他任何方向视物均可有复视。

（4）为减轻复视，患者头部常歪向对侧肩部。

3．外展神经麻痹（abducens nerve paralysis）

成人外展神经的单独损害主要见于缺血性单脑神经病变或局部受压。外展神经有一段与小脑前下动脉相互成十字形交叉，容易造成局部受压，如糖尿病或高血压动脉硬化时，增加了对神经干的压力，则可引起外展神经麻痹。小儿孤立性外展神经麻痹可见于病毒感染、肿瘤等。由于外展神经所支配的眼球外直肌受损程度轻重不同，故麻痹可呈完全性与不完全性。

诊断要点：

（1）患者直视前方时，眼球呈内斜视，不能向外方转动。

（2）复视的假像在患侧。

（3）头部常转向病侧，以弥补外展不足，减轻复视。

（4）当患者向鼻侧注视时，由于下斜肌的优势作用，患眼朝向内上方。

核上性眼肌麻痹与核间性眼肌麻痹的鉴别，见表2-7。

#### 表2-7 核上性眼肌麻痹与核间性眼肌麻痹的鉴别表

| 特　　点 | | 核上性眼肌麻痹 | 核间性眼肌麻痹 |
|---|---|---|---|
| 病变部位 | | 额中回后部及其下行纤维 | 脑桥旁正中网状结构及其联系纤维 |
| 持续时间 | | 暂时性 | 永久性 |
| 凝视方向 | 破坏性病变 | 凝视病灶侧 | 凝视病灶对侧 |
| | 刺激性病变 | 向病灶对侧凝视 | 向病灶侧凝视 |
| 伴发症状 | | 头部同向偏转，上肢中枢性瘫（单瘫） | 外展神经麻痹，中枢性偏瘫 |

核性顺肌麻州与核下性里机麻身的鉴别，见表2-8。

#### 表2-8 核性眼肌麻南与核下性眼肌麻痹的鉴别表

| 特　　点 | 核性眼肌麻痹 | 核下性眼肌麻痹 |
|---|---|---|
| 病变定位 | 动眼神经核、外展神经核及其邻近神经，如面神经、三叉神经、内侧纵束和锥体束 | 动眼神经、滑车神经、外展神经 |
| 眼外肌麻痹 | 不完全性 | 完全性 |
| 瞳孔括约肌麻痹 | 无 | 有 |
| 眼肌麻痹受损范围 | 双侧性 | 单侧性 |
| 眼轮匝肌麻痹 | 可有，轻 | 无 |
| 脑干受损体征 | 有 | 无 |

单个眼外肌麻痹的临床特点，见表2-9。

## 表2-9　单个眼外肌麻痹的临床特点表

| 类别 | 临床特点 |
|---|---|
| 上直机麻痹 (superior rectus muscle paralysis) | 1. 眼球向上运动受限，特别是眼外展位再向上受限更明显<br>2. 虚像呈交叉性，位于患眼的上内侧，实像则位于下外方 |
| 内直肌麻痹 (medial rectus muscle paralysis) | 1. 眼球内收时出现复视<br>2. 虚像位于实像内侧，呈平行状<br>3. 头转向麻痹肌作用侧（内直肌）<br>单独出现内直肌麻痹者罕见，除非是核间性麻痹的一部分 |
| 下斜肌麻痹 (inferior oblique muscle paralysis) | 1. 麻痹眼处于内收位向上运动受限<br>2. 虚像位于实像的上外侧，且显斜位<br>3. 当眼球向内上注视时，虚像与实像距离增宽 |
| 下直肌麻痹 (inferior rectus muscle paralysis) | 1. 麻痹侧眼处于外展位时眼球向下运动受限<br>2. 虚像在实像的内侧，略靠下且稍外斜<br>3. 当眼球内收时影像向外，距离增宽 |
| 上斜肌麻痹 (superior oblique muscle paralysis) | 1. 眼球向内下运动受限，故眼球处于高位并略向内（上斜肌为外转肌）<br>2. 双眼向麻痹肌作用方向注视时，健侧过度转动，向麻痹眼的运动受限。如右眼上斜肌麻痹时，患者向左下方注视，则左眼充分向外转动，向右眼运功受限落伍，双眼不能平行运动<br>3. 虚像位于实像下外侧，向麻痹肌作用方向运动时，虚像与实像上下分离增大<br>4. 头前屈 |
| 外直肌麻痹 (external rectus muscle paralysis) | 1. 眼球外展受限<br>2. 虚像位于实像外侧，呈平行性复像，使眼球向麻痹侧极力外展时，复像距离增大<br>3. 头面经常转向麻痹肌（外直肌）的作用方向侧 |

## 二、动眼神经麻痹常见的四个综合征

### (一) 中脑被盖综合征

中脑被盖综合征（tegmentum syndrome）又称红核综合征（nucleus ruber syndrome）或动眼神经与维体外系交叉综合征（benedikt syndrome）。红核是占中脑被盖大部分的卵圆形核，许多神经纤维与红核有关连，其中之一是动眼神经根，它由位于红核背内侧的动眼神经诸核发出，扩散至红核内端的半个区域及其内侧，然后集中经大脑脚内侧沟出脑实质。其二是小脑上脚，它主要由小脑齿状核发出，在红核尾端交叉后终止于红核（小脑红核束），或者贯穿至丘脑（小脑丘脑束）。此外，还有自红核发出至小脑和延髓的下行纤维。根据这一解剖关系，临床上可引起同侧动眼神经麻痹，对侧上、下肢锥体外系和小脑症状。

红核的血供主要来自大脑后动脉或基底动脉脚间支。此外，位于红核头端的后穿支动脉亦分布于红核和丘脑。一旦这些血管闭塞，则可形成该区软化灶，出现相应受损症状和体征。

诊断要点：

1. 病侧动眼神经麻痹（多为不完全性）伴瞳孔散大（中脑内的动眼神经根纤维中断）。

2. 对侧触觉、振动觉、位置觉及辨别觉减退（内侧丘系损害）。

3. 对侧肢体出现小脑症状，如不完全性偏瘫、偏瘫、肢体不自主运动、舞蹈样动作、手足徐动、震颤、肌张力增高，以上肢为重，类似 Parkinson 综合征。

4. 对侧肢体强直（黑质受损）。

### (二) 红核下部综合征

红核下部综合征（inferio mucleus ruber syndrome）又称

Claude 综合征。临床上以同侧动眼神经麻痹，对侧上下肢小脑性共济失调，而无不自主运动为特征。病变位于中脑背侧，累及红核下部与动眼神经。通常为红核下部旁正中动脉的终末支闭塞所致。病变除红核外，并扩及其下方的小脑上脚止点，从小脑上脚来的投射纤维在进入红核前受损较多，故小脑症状较为突出。

诊断要点：

1. 病灶同侧动眼神经麻痹：上睑下垂、眼球外斜固定、复视、瞳孔散大。

2. 病灶对侧上下肢共济失调：主要为小脑性共济失调、步行障碍、辨距不良、轮替运动不能等。

3. 无不自主运动。

当病灶范围进一步扩大时，则可能出现同侧滑车神经麻痹，对侧动眼神经麻痹或感觉障碍，以及意识障碍，还可演变为 Parinaud 综合征或内侧纵束综合征。

### （三）大脑脚综合征

大脑脚综合征（cerebellar pedumde syndrome）又称动眼神经与锥体交叉综合征（weber syndrome）。本征在中脑病损中为最常见的一种。病变位于中脑腹侧和大脑脚底部髓内，动眼神经通过此处，故可使病侧动眼神经与位于大脑脚底中部 3/5 的锥体系同时受累。

大脑脚几乎都是由下行传导纤维构成（皮质脊髓束、皮质核束和皮质脑桥束），这些传导束穿过内囊后，其纤维立即集中形成大脑脚。

大脑脚的血液供应主要为大脑后动脉脚间支或脉络膜后动脉。临床上以血管病最多见，其次为动脉瘤。由于动眼神经穿行于基底动脉所发出的大脑后动脉及小脑上动脉之间，因此，无论在基底动脉上部的分叉处，还是在大脑后动脉或小脑上动脉的动脉瘤，均可使动眼神经受压而发生本征。

诊断要点：

1. 病灶同侧动眼神经麻痹：上睑下垂、眼球外斜，向内、上、下方向运动不能，瞳孔扩大，对光反应消失。

2. 锥体束受损，如病灶对侧中枢性面瘫、舌肌麻痹及上下肢瘫痪。

3. 病灶对侧强直（Parkinson 样，黑质受损）。

4. 病灶对侧随意失控（皮质脑桥束受损）。

5. 由于第Ⅶ、Ⅸ、Ⅹ、Ⅻ核上通路中断，可能引起脑神经受累。

本综合征的出现，多是某些复杂病变的一个暂时过程，并不一定都是大脑脚底的病变所致，因此，对本征的定位诊断价值不可估计过高。

### （四）动眼神经麻痹–小脑共济失调综合征

动眼神经麻痹–小脑共济失调综合征（ophthalmoplegia-cerebellar ataxia syndrome）又称 Nothnagel 综合征。因病变主要位于中脑四叠体、中脑导水管周围及小脑蚓部，故亦称中脑四叠体综合征。

本征多见于肿瘤，尤其是松果体瘤，亦见于脑血管病。由于病变位于四叠体、中脑导水管周围区，因此，该部位的被盖区、动眼神经、外侧丘系、网状结构以及瞳孔反射通路受损，出现眼内、外肌麻痹、共济运动失调和听觉异常等。在四叠体受压时，还可出现向上性垂直眼震。如累及上丘则发生 Parinand 综合征。此外，由于导水管周围灰质受损，或病变波及丘脑结构，可出现近期记忆障碍。

诊断要点：

1. 病灶同侧眼内、外肌麻痹（动眼神经麻痹）和两眼同向运动麻痹，眼球运动麻痹以上视性麻痹为主，向内、外的运动麻痹较轻。

2. 病灶同侧小脑性共济失调及对侧肢体震颤。

3. 亦可为双侧性动眼神经麻痹和双侧性小脑共济失调。

本征在疾病初期或病灶范围较局限时诊断不难，但随着原发病的不断进展，病灶范围扩大，则在症状上与另一些脑干综合征交错，此时鉴别难度较大，必须对病灶、体征作全面分析。

## 三、外展神经麻痹常见的三个综合征

成年人外展神经的单独损害大多数是缺血性单脑神经病变或局部受压所致。外展神经有一段与小脑前下动脉相互成十字形交叉，易造成局部受压。脑桥的任何病变均可损害外展神经束及其邻近结构。其病因一般为肿瘤、缺血或炎症。

### （一）脑桥被盖综合征

脑桥被盖综合征（tegmentum pontin syndrome）又称Raymond-Cestan 综合征。病变在桥盖部、外展神经与面神经之上。受累结构包括内侧丘系、内侧纵束、中央被盖束、结合臂、脊髓丘脑束、三叉神经根或核等结构。当病变在外展神经和面神经水平时，除上述结构受损外，尚有外展神经和面神经受损。常见病因为肿瘤和小脑上动脉闭塞。

诊断要点：

1. 病灶侧小脑性共济失调（联系小脑和红核位于脑桥上部被盖的结合臂受损）。

2. 病灶对侧肢体全部感觉缺失或分离性感觉障碍（因传导痛温觉得脊髓丘脑束和传导深感觉的内侧丘系，在脑桥部位相毗邻而又不混在一起。若二者均受累则全部感觉缺失；若只损害其中之一，则呈分离性感觉障碍）。

3. 两眼球向病灶侧水平协同运动麻痹（内侧纵束受

累）。

4. 有时发生病灶侧外展神经麻痹而使眼球外展不能。

5. 病灶侧三叉神经感觉和运动障碍（三叉神经起始核或根部受损）。

（二）脑桥内侧综合征

脑桥内侧综合征（inside-pontine syndrome）又称 Foville 综合征。为脑桥下部基底内侧病变，定位于脑桥内侧近中线处。以病侧面神经麻痹和向病侧水平凝视麻痹以及对侧偏瘫为特征。

诊断要点：

1. 病灶侧外展神经麻痹，出现眼内斜视和复视。

2. 双眼向病灶侧同向水平凝视麻痹，为本综合征的特征性表现，即双眼球向病变侧注视时，不仅病变眼球不能外展，健侧眼球也不能内收（此系眼球在脑桥的同向凝视中枢或内侧纵束受损产生的水平性协调运动障碍）。辐辏正常。

3. 病灶侧周围性面瘫。

4. 对侧中枢性舌下瘫，中枢性肢体轻偏瘫。

（三）脑桥外侧综合征

脑桥外侧综合征（lateral pontine syndrome）又称 Millard-Gubler 综合征。病变定位于脑桥腹侧部。系因脑桥下部腹外侧病变累及外展神经、面神经及其核和髓内神经纤维及锥体束均被损及而产生的综合征。

诊断要点：

1. 病灶侧外展神经麻痹出现复视、眼球内斜和向外运动受限。

2. 病灶侧周围性面瘫（面神经在髓内与外展神经始终靠近，故病变时两者常同时与邻近结构一起受累）。

3. 病灶对侧肢体中枢性偏瘫（支配脑桥的血管闭塞和

锥体束损害)。

## 四、第Ⅲ、Ⅳ、Ⅵ脑神经合并损害的综合征

第Ⅲ、Ⅳ、Ⅵ脑神经进入海绵窦后基本上一直伴随而行，所以在临床上常可见到这三对脑神经麻痹同时存在，并可因损害部位不同，产生不同的综合征。常见病因为肿瘤、脑血管病、炎症及外伤。

### (一) 眶上裂综合征

眶上裂综合征（superior orbital fissure syndrome）又称Rocbon-Duvigneaud综合征。病变定位于颅中窝前部眶上裂附近。眶上裂为蝶骨大翼和小翼之间的裂隙，动眼神经、滑车神经、外展神经及三叉神经眼支经此裂进入眶内。眶上裂病变可产生这些脑神经损害的症状。

诊断要点：

1. 病侧动眼、滑车、外展神经麻痹而出现全部眼肌麻痹。眼球固定正中位、瞳孔扩大、对光和调节反射消失。因动眼神经进入眶上裂时分为上、下两支，故有时仅出现部分眼肌麻痹。

2. 同侧三叉神经眼支受损。其支配区出现疼痛、感觉障碍和角膜反射迟钝或消失。

3. 与三叉神经眼支一同经眶上裂入眶的眼交感神经受损时，则出现同侧Horner综合征。

4. 因静脉受压致眶部球后水肿，可出现同侧眼球轻度突出。

### (二) 眶尖综合征

眶尖综合征（orbital apex syndrome）又称Rollet综合征。病变定位于眶尖部。系因眶尖病变时，损害了由此通过的第Ⅱ、Ⅲ、Ⅳ、Ⅴ、Ⅵ脑神经所产生的综合征。由于视神经孔

位于眶上裂内侧，两者相距甚近，特别是在眶尖区两者几乎合并在一起，因此，眶尖病变时除表现有眶上裂综合征的症状外，常合并视神经受损症状。

诊断要点：

1. 有眶上裂综合征的全部表现。

2. 合并视神经病变而出现的视乳头炎、视乳头水肿、视神经萎缩、视力下降。

3. 侧面的上半部和头顶部出现疼痛、麻木、感觉过敏或缺失。

### （三）海绵窦综合征

海绵窦综合征（cavernous sinus syndrome）又称 Foix I 型综合征。病变定位于海绵窦。海绵窦外侧壁有第Ⅲ、Ⅵ、Ⅳ、$V_1$ 脑神经及颈内动脉通过。当海绵窦病变时，可引起这些脑神经损害。常见病因为：①脑瘤；②海绵窦炎性血栓形成或海绵窦血栓性静脉炎；③颈动脉海绵窦瘘；④海绵窦内颈内动脉瘤。

诊断要点：

1. 侧支配眼球运动神经（第Ⅲ、Ⅳ、Ⅵ）损害导致全眼肌麻痹。上睑下垂、眼球固定、瞳孔扩大，对光及调节反应消失。

2. 眼球突出和眼结膜充血、水肿。

3. $V_1$ 受损使同侧眼和额部疼痛、麻木、角膜反射减弱或消失。

4. 因病变部位不同可分为前、中、后三组：

（1）前海绵窦综合征：为第Ⅲ、Ⅳ、Ⅵ和 $V_1$ 脑神经损害，其表现同前。

（2）中海绵窦综合征：为第Ⅲ、Ⅳ、Ⅵ和 $V_{1,2}$ 脑神经损害，表现为病侧全眼肌麻痹和面上部感觉障碍。

第二章　从眼球运动障碍看全身性疾病

（3）后海绵窦综合征：为第Ⅲ、Ⅳ、Ⅵ和$V_{1,2,3}$脑神经损害，表现为病侧全眼肌麻痹和面部感觉障碍。

### （四）岩尖综合征

岩尖综合征（petrous apex syndrome）又称 Gradenigo 综合征。病变定位颞骨岩尖。以损害第Ⅴ、Ⅵ脑神经，引起病侧眼球内斜、复视、面部疼痛或麻木为特征。外展神经在岩蝶韧带下方通过，三叉神经及其半月神经节紧邻岩尖部，故可受到炎性水肿压迫和炎症直接侵犯。面神经因邻近该区亦可受累。常见病因为中耳炎、乳突炎、原发性颞骨部炎症、颞骨岩尖肿瘤、外伤骨折和出血等。

诊断要点：

1. 外展神经麻痹：病侧眼球内斜、复视。

2. 三叉神经损害：病变同侧眼部和面部疼痛或麻木。偶有运动支受损出现同侧咀嚼肌、颞肌、翼内外肌力弱或萎缩，下颌偏向患侧。

3. 可有同侧周围性面瘫：偶可合并暂时性视神经、动眼神经和滑车神经损害。

4. 常有中耳炎或乳突炎症状或体征，多在鼓膜穿孔后 1~2 个月内出现上述症状或体征。

5. 影像学可见岩骨尖骨质破坏。

## 五、其他几种眼球运动异常综合征

### （一）眼肌麻痹性偏头痛

眼肌麻痹性偏头痛（ophthalomplegia migraine）属于偏头痛的一种罕见类型，病因还不十分清楚。有认为系颈内动脉虹吸部痉挛，或血管壁炎性细胞浸润。或认为动眼神经被水肿的大脑后动脉压迫，或被大脑后动脉与小脑上动脉钳夹。颅内动脉瘤、后交通动脉扩张、颈内动脉虹吸部扩张、脑肿瘤、脑膜出血、筛窦部黏液囊肿等皆可为其病因。

诊断要点：

1. 多在儿童青少年期发病。

2. 以动眼神经麻痹为主，极少影响滑车神经及外展神经。

3. 通常在头痛极期出现一侧眼外肌麻痹，头痛消失后，眼肌麻痹亦在数天或数周内恢复。

4. 头痛呈发作性单侧头痛，常持续数小时或数天。

5. 少数病例眼肌麻痹可反复发生，随着发作次数增多，眼肌麻痹持续时间逐渐延长，甚至成为永久性。

（二）痛性眼肌麻痹

痛性眼肌麻痹（painful ophthalmoplegia syndrome）又称 Tolosn-Hunt 综合征。是一种由于海绵窦或眶上裂的非特异性肉芽肿炎引起的痛性眼肌麻痹。以单侧眼球后剧痛、后眼肌（第Ⅲ、Ⅳ、Ⅵ、$V_1$ 脑神经）麻痹、眼球突出、反复发作、类固醇治疗有效为临床特征。病变范围多累及一侧海绵窦、眶尖，邻近硬脑膜，表现为眶尖肿块，中颅窝硬脑膜增厚。病因未明，目前认为，可能是与免疫介导有关的非特异性炎症。

诊断要点：

1. 急性或亚急性发病，以壮年多见，病前可有上呼吸道感染。

2. 首发症状为单侧眼球后眶区持续性、跳动性剧痛，疼痛可向颞、枕部放射。严重者伴恶心呕吐，为 $V_1$ 受累所致。

3. 数天后出现多组脑神经单独或合并受累，依次为第Ⅲ（85%）、Ⅳ（70%）、Ⅵ及 $V_1$（30%），可伴视神经和瞳孔交感神经受累。主要表现有上睑下垂、眼球运动障碍、复视、眼球固定，瞳孔散大、对光反射消失、角膜反射迟钝或消失、视物模糊、结膜充血、眼睑水肿、眼球突出。

4. MRI 示一侧海绵窦增大，致两侧海绵窦不对称，局部组织肿块 $T_1$ 示低信号，$T_2$ 示等或稍高信号，增强扫描海绵窦强化区明显增大。

5. 症状有自限性、复发性，病程数天至 1 年不等。预后良好。

6. 对皮质激素疗效显著。

痛性眼肌麻痹与眼肌麻痹性偏头痛的鉴别，见表 2-10。

表 2-10　痛性眼肌麻痹与眼肌麻痹性偏头痛的鉴别表

| 特　　点 | 病性眼肌麻痹 | 眼肌麻痹性偏头痛 |
| --- | --- | --- |
| 发病年龄 | 多为中年以上 | 多为青少年 |
| 眼肌麻痹 | 以第Ⅲ、Ⅳ、Ⅵ和 $V_1$ 对脑神经为主 | 以动眼神经为主 |
| 持续时间 | 较长 | 较短 |
| 头痛性质 | 眼球后钻痛 | 搏动性为主 |
| 上呼吸道感染 | 常有 | 常无 |

痛性眼肌麻痹诊断标准，见表 2-11。

表 2-11　痛性眼肌麻痹诊断标准（Hunt，1986）

| （一）诊断标准 | （二）除外疾病 |
| --- | --- |
| 1. 一侧球后或眶周剧烈疼痛<br>2. 脑神经受损，表现为第Ⅲ、Ⅳ、Ⅵ、$V_1$ 对脑神经受损症状，较少累及瞳孔及视神经<br>3. 症状持续数天或数周，可自发缓解，但可复发<br>4. 类固醇治疗有效 | 1. 海绵窦附近病变<br>2. 眼肌麻痹型偏头痛<br>3. 海绵窦血栓或肿瘤<br>4. 眶肌炎<br>5. 三叉神经痛 |

## （三）眼肌麻痹-共济失调-深反射消失综合征

眼肌麻痹-共济失调-深反射消失综合征（ophthalmoplegia-ataxia-areflexia syndrome）又称 Fisher 综合征。病变定位于脑脊神经根。以两眼肌麻痹，两侧对称性小脑性共济失调，深反射消失为特征。多有脑脊液蛋白细胞分离现象。预后较好。Fisher 认为是 Gullain-Barré 综合征的一个亚型。

诊断要点：

1. 青壮年发病率高，男性多见。

2. 病前多有上呼吸道或消化道感染的前驱症状。

3. 眼肌麻痹：呈急性进行性对称发展，大多是全眼外肌麻痹，1/3 有眼内肌麻痹。有些患者出现凝视障碍，特别是向上与向侧方凝视麻痹。眼肌麻痹是本征特征。其恢复通常是完全性和对称性的。

4. 共济失调：常见。主要累及躯干部，呈小脑性共济失调，肌张力降低，步态也可异常。

5. 常见腱反射减弱或消失，但个别患者反射可活跃，并伴伸性跖反射。肢体感觉与运动功能障碍无或少。

6. 其他脑神经损害：面神经损害致两侧面瘫最常见，其次是第Ⅸ、Ⅹ、Ⅻ脑神经受损致球麻痹。偶有全运动性脑神经都受累者。

7. 脑脊液可示蛋白细胞分离。

8. CT 和 MRI 检查脑干可见低密度影。

（四）周期性动眼神经麻痹综合征

周期性动眼神经麻痹综合征（cyclic oculomotor paralysis syndrome）又称 Axenfeld-Schürenberg 综合征。临床上以动眼神经呈间歇性、发作性、反复性、周期性麻痹与痉挛为特征。当动眼神经未发生麻痹时，其作用完全正常，但在麻痹的动眼神经经历一定时期后，即出现动眼神经痉挛现象。有认为，此病的周期性是因间脑的自主神经中枢发生节律性冲动，直接作用于动眼神经核所致。亦有认为，痉挛是由于丘脑下部到瞳孔收缩中枢的交感神经抑制径路部分中断所引起。病因未明。

诊断要点：

1. 约半数以上为先天性. 多为单侧。

2. 动眼神经痉挛不发作时完全正常。发作时麻痹的动眼神经出现一种眼的规律性反复性动作，如下垂的上睑又上提、外展的眼球又内收，散大的瞳孔又缩小，调节麻痹又恢复。

3. 上述麻痹与痉挛交替发生，反复出现，呈无休止的反复，一次循环10~15秒。这种现象不定期，无期限性，一生中可反复出现。

4. 眼底与视力正常。

（五）进行性核上性麻痹

进行性核上性麻痹（pregressive supranuclear palsy）是一种病因未明的老年变性疾病。神经元变性常见于黑质、脑桥被盖区、苍白球和导水管周围灰质。

诊断要点：

1. 40岁以后起病，逐渐进行性加重。

2. 早期症状是步态不协调和平衡障碍，经常容易仰面跌倒受伤。这是由于眼前庭功能障碍，躯干强直，颈部后伸位所致。

3. 最常见的症状是眼球运动障碍，早期即可出现垂直性下视受限，呈"望天"眼，患者诉有复视、近视困难，不能阅读，不能看清自己的双足和放在手中的物品。早期为向下凝视麻痹，以后影响向上和水平运动，最后出现完全性凝视麻痹。

4. 具有 Parkinson 样症状。

5. 可有假性球麻痹症状。

6. MRI 可见中脑萎缩，第三、四脑室扩大，$T_2$ 示脑干被盖及顶盖区呈弥散性高信号。

### （六）基底动脉尖综合征

基底动脉尖综合征（top of the basilar artery syndrome）是由基底动脉顶端血循环障碍引起的一组多发性梗死，包括丘脑、中脑、小脑、枕叶、额叶、脑桥及丘脑下部，呈双侧性或非对称性。由于基底动脉远端供应丘脑、中脑的深支远较供应大脑枕叶、颞叶和小脑的动脉及分支为细，侧支循环较难建立，因此，该综合征以后脑和中脑缺血症状最为常见。主要病因为脑栓塞和血栓形成，亦可由动脉炎、动脉瘤或血流动力学改变所引起。

诊断要点：

1. 意识障碍；见于所有患者，包括昏迷、无动缄默、嗜睡、去脑强直。可为一过性。

2. 眼球运动障碍：双眼动眼神经不全麻痹，眼球上、下同向垂直运动障碍；双眼不能上视、下视或上下视均不能；双上睑下垂、瞳孔异常，对光、辐辏反射分离。Balint综合征。

3. 双枕叶受损，可出现皮质盲；大脑脚受累出现幻觉，也可出现肢体运动障碍。

4. MRI 可见丘脑、中脑、小脑、枕叶与颞叶梗死灶。

### （七）糖尿病性眼肌麻痹（diabetic ophthalomplegia）

糖尿病并发的脑神经麻痹以动眼神经麻痹和外展神经麻痹最为多见。在后天的单发动眼神经麻痹中，糖尿病性者占25%，外展神经占15%。因此，对患者突发的复视，一眼或双眼外展不全，要注意检查有无糖尿病。

诊断要点：

1. 有糖尿病病史。名见于中老年患者，常有高血压、动脉粥样硬化性病变。

2. 多侵犯动眼神经和外展神经。动眼神经麻痹特点是只影响眼外肌，眼内肌不受累，瞳孔保持正常，因缩瞳纤维居于动眼神经上方周边部，不易受到糖尿病缺血病变的影响，这与动脉瘤所引起的动眼神经麻痹几乎都有瞳孔扩大迥异。

3. 眼肌麻痹可随糖尿病的控制好转或恢复，通常于 1~3 个月内完全或部分恢复。

4. 可有周围神经受累的其他表现，如面神经麻痹，肢体单神经病，糖尿病性周围神经病。少数累及脊髓，引起糖尿病性共济失调（假性脊髓痨）等。

### （八）先天性动眼神经麻痹

先天性动眼神经麻痹（ongenital oculomotor nerre paralysis）可能与动眼神经核发育不全有关，较少见。动眼神经麻痹在出生时即出现。

诊断要点：

1. 呈不同程度的上睑下垂和外斜视，伴轻度下斜视，眼球向上、向下、向内运动均受限。

2. 眼球轻度突出。

3. 瞳孔扩大，对光及调节反射消失，也有瞳孔正常者。

4. 有些患者伴弱视，可出现下列异常联合运动。

（1）假性 Graefe 征：患眼试图上转时，上睑上举。

（2）眼内转时睑裂开大，向外展时睑裂缩小。

（3）眼球试图向上转时，眼球退缩和内转。

5. 患者多有典型的额部上仰，面向患侧转的代偿头位。

### （九）先天性外展神经-面神经麻痹综合征

先天性外展神经-面神经麻痹综合征又称外 Mobius 综合征。病变在脑干。主要为外展神经核、面神经核发育不全或先天缺陷所致。

诊断要点：

1. 男性多于女性，出生后不久即出现症状。亦有较迟才被发现者。

2. 双侧外展神经麻痹：眼球不能越过中线外展，但两眼垂直运动及会聚功能正常。

3. 双侧周围性面瘫：患者呈假面具样面容，口不能闭拢，眼睑闭合困难，过度流泪。不伴面肌痉挛。

4. 常伴智力改变和多种先天性异常。其他脑神经如动眼神经、三叉神经运动支以及后组脑神经也可受累，尤其是舌下神经更为多见，可因软腭和舌肌麻痹引起进食困难。

（顾文卿　樊小青）

# 第三章　从眼球震颤看全身性疾病

## 第一节　概述

眼球震颤（nystagmus）是指眼球围绕某注视点发生的一种相当快速的不自主而有节律的往返运动。多见于眼、耳、中枢神经系统疾病，但也可能是正常的生理现象或实验方法和某种临床检查所诱发。精细眼震只用肉眼简单望诊不能看到，只有在眼底镜检查时才能检出。

眼震常能为临床提供病变部位线索，如摆动性眼震多属眼病性。跳动性眼震均为前庭系统病损征象。眼震可见于许多疾病，尤其是神经系统疾病，有时可以是疾病的唯一表现，对临床诊断具有重要意义。

## 第二节　眼球震颤的发病机制

### 一、视觉系统与眼震

当人在注视眼前连续运动的物体时（如在火车内外眺望不断后移的电线杆），为使物体的影像落在黄斑区，眼球反射性地随后移的物体而发生慢相偏斜，紧接着又发生相反方向的急促返回运动，如此循环往返便产生"视觉性眼震"。与视觉性眼震有关的结构，一部分是视觉传导通路（包括视网膜、黄斑、视神经、视放射、枕叶视觉皮质），另一部分是眼球运动肌和屈光装置（包括房水、角膜、晶状体、玻璃体等）。视觉传导通路上的任何结构破坏，都可使视觉性眼震丧失。

## 二、前庭系统与眼震

正常时两侧前庭系统的功能处于平衡状态，以维持眼球和躯体的姿势平衡。当一侧前庭系统破坏时，对侧前庭功能就相对占优势，使其支配的对侧外展神经核、副神经核和同侧动眼神经核的兴奋性占优势，于是双眼向病损侧发生缓慢偏移、头向病损侧倾斜（胸锁乳突肌及斜方肌收缩），然而在大脑皮质调控下，又急速向健侧回复，如此周而复始，即产生了自发性眼震。相反前庭刺激性病变所产生的自发性眼震，方向与破坏性病变相反。与自发性眼震有关的结构包括：前庭器官、前庭神经、前庭神经核，以及与某些脑神经核、大脑、小脑和脊髓相联系的内侧纵束。

## 第三节　眼球震颤的病因分类

眼球震颤的病因分类，见表3-1。

表 3-1　眼球震颤病因分类表

| 一、眼源性眼震 | （3）色盲 |
| 1. 视力障碍 | （4）先天性弱视 |
| （1）严重屈光不正 | （5）先天性白内障 |
| （2）高度近视 | （6）白化病 |

2. 眼外肌麻痹
3. 先天性眼球震颤
二、前庭性眼震
1. Méniere 综合征
2. 中耳炎
3. 迷路炎
4. 急性前庭功能损伤
5. 脑桥小脑角肿瘤
三、中枢性眼震
1. 延髓病变
2. 脑桥病变
3. 中脑病变
4. 小脑病变
5. 脑干以上病变

四、中毒性眼震
1. 阿片类
2. 巴比妥类
3. 酒精
4. 有机磷中毒
5. 铅中毒
6. 锂中毒
7. 烟草
五、其他
1. 特发性
2. 职业性
3. 颈髓病变
4. 多发性硬化
5. 潜伏性
6. 癔症性

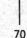

# 第四节　眼球震颤的临床诊断思维

## 一、病史采集要点

1. 眼震起病诱因及发病时间。

2. 是发作性，还是持续性，持续时间，间歇期持续时间。

3. 发作时有无眩晕、耳鸣、耳聋、恶心、呕吐、视力障碍、步态不稳及其他神经系统症状。

4. 有无感染史。

5. 有无颈椎病。

6. 有无药物及毒物中毒史。

## 二、体格检查重点

1. 注意有无视力障碍，屈光不正、复视、中耳炎等临床表现。

2. 注意有无神经系统定位体征，共济失调，如跟膝胫试验、闭目难立征、直线行走试验等是否协调。

3. 是否有眼震，眼震的观察内容应包括：方向、幅度、频率、强度及持续时间。

用肉眼观察眼震时，宜嘱患者头部不动，两眼注视正前方 60cm 处检查者的食指，观察其有无眼震。然后嘱患者两眼跟随检查者指尖向左、右、上、下各方向凝视，观察有无凝视眼震。当眼球偏离正前方时出现的任何眼震，都可称为凝视眼震。受检者的凝视角度（即视线与正前方相交之角）不宜超过 45°~50°，否则，正常人也可出现生理性的末位性眼震。

（1）方向：眼震的方向可有水平性（向左或向右）、旋转性（顺时针或逆时针）、垂直性（向上或向下）、斜位性（向上斜成向下斜）。

（2）幅度：细小 <1mm；中等 1~3mm；粗大 >3mm。

（3）频率：慢速为 10~40 次/分；中速为 40~100 次/分；快速 >100 次/分。

（4）强度

Ⅰ度：向前正视无眼震，侧视（60°<侧视<70°）时产生眼震。

Ⅱ度：向前正视无眼震，侧视时侧视角达 45°~60°时产生的眼震。

Ⅲ度：向前正视即有眼震。

（5）持续时间：持续时间短，仅数十秒内的称一过性

第三章　从眼球震颤看全身性疾病

（顿挫性）眼震；持续时间>1分钟称持续性眼震。

### 三、必要的辅助检查

1. 眼震电图（elector-nystagmography）不仅能显示肉眼难以分辨的微小眼震，而且在闭眼或暗室中也能检查，可测出眼震慢相的速度、振幅和频率。有助于中枢性和周围性病变的鉴别。周围性眼震因受注视抑制的影响，睁眼时眼震减弱或消失，闭眼时增强；而中枢性眼震则相反。

2. 视力、视野、眼底及复视图检查。

3. 电测听、听觉诱发电位及前庭功能检查，对听力和脑干病变有鉴别意义。

4. 脑CT/MRI、脑脊液、脑电图及听觉、脑干、体感诱发电位，对中枢神经系统肿瘤、炎症、血管病变、变性病变有诊断意义。

5. 颈椎平片或MBI对颈椎病的诊断有意义。

### 四、诊断提示

眼球震颤的诊断思维程序是：确定是否为眼球震颤→判断眼球震颤的临床类型→查明眼球震颤的病因。

#### （一）确定是否为眼球震颤

在眼球震颤中，首先要与其他眼球异常运动相鉴别。

1. 眼球浮动：双眼呈水平同向性缓慢往返摆动，每一个来回周期约4秒，此种眼球异常运动可在内侧纵束受到刺激性病变时出现，如脑干病变，第四脑室肿瘤。亦可见于卒中、麻醉及肝昏迷时，因两侧大脑半球功能抑制后，脑干的水平同向运动中枢释放所致。

2. 眼球扑动：系一种意志性、节律性、水平性、摆动性眼球震荡。一秒钟约3~10个周期，一组震荡的单波振幅大致相等。伴视觉模糊，振动幻觉。见于小脑或小脑联系径路病变。

3. 眼阵挛：表现为发作性眼的快速同向运动。见于脑炎。

4. 眼球辨距不良：多发生在急动终末期和两眼获得最后往视之前。震荡方向与眼运动平面一致，一次震荡期持续1~2秒，振幅递减，最后稳定地注视目标。多见于小脑和脑干病变。

**（二）判断眼球震颤的临床类型**

判断眼球震颤的临床类型，见表3-2。

表3-2　眼球震颤的临床类型表

| 类　　型 | 临床特点 | 提示病因 |
|---|---|---|
| 水平性眼震 | 眼球左右来回运动 | 前庭周围性病变 |
| 旋转性眼震 | 眼球沿其前后轴作反复旋转运动 | 前庭中枢性病变 |
| 垂直性眼震 | 眼球上下、往返运动 | 前庭中枢性病变 |
| 上跳性眼震 | 垂直眼震伴快速向上，振幅粗大，仰视明显 | 脑干病变 |
| 下跳性眼震 | 垂直眼震伴快速向下，向一侧俯视时明显 | 颈-延髓连接部病变 |
| 下视性眼震 | 眼震在向下凝视时加重，向侧方凝视眼震幅度增大 | Arnold－Chiar 畸形，小脑脊髓变性，特发性 |
| 上视性眼震 | 眼震在向上凝视时加重，向侧方凝视时眼震幅度不增大 | 原发性小脑萎缩、后颅窝占位 |
| 跳动性眼震 | 眼球来回地动作在某一方向上快，另一方向上慢 | 前庭系统病变 |
| 钟摆性眼震 | 眼球往返于两个方向上，来回地速度、幅度相等 | 脑血管病，多发性硬化 |

| 类型 | 临床特点 | 提示病因 |
|---|---|---|
| 跷跷板眼震 | 当一侧眼球抬高和内旋时，另侧眼球下沉和外旋，然后，反转为垂直性和旋转性运动，完成一个环形。眼震通常为摆动性 | 鞍旁占位，脑干和丘脑卒中脊髓（延髓）空洞症、多发性硬化 |
| 拉锯样眼震 | 一眼上视向内旋转，另眼下视向外旋转，然后向相反方向运动，呈拉锯样 | 鞍上病变 |
| 分离性眼震 | 两眼球振荡方向、幅度、节律不同，可分别呈旋转、水平或垂直眼震 | 小脑病变、内侧纵束病变 |
| 辐辏诱发眼震 | 辐辏运动可改变运动方向，诱发眼震。常为垂直性，向上多于向下 | 脑干梗死、多发性硬化 |
| 凝视诱发眼震 | 凝视诱发，向患侧凝视眼震明显 | 小脑病变 |
| 混合性眼震 | 眼震呈不同方向性，除水平性外.还可见旋转性、垂直性、双向性（右视时眼震向右，左视时向左），多向性（上视呈垂直，侧视呈水平性，前视为钟摆性，侧视为跳动性等） | 前庭中枢性病变 |
| 延迟性震颤 | 一眼遮盖后出现辐辏性眼震，视物眼慢相成分向鼻侧水平性眼震 | 先天性 |
| 先天性眼震 | 前向、侧向、向上注视均明显，幅度、频率变化不大，持久 | 先天性 |
| 周期交替性眼震 | 眼震在初始位发生，持续60~120秒，然后停止数秒，再向相反方向发展，如此交替，周而复始 | 小脑病变、多发性硬化、颈-颅交界畸形、先天性 |
| 隐性眼震 | 睁眼时不出现眼震，遮蔽一眼出现水平眼震，常伴斜视 | 先天性 |
| 自发性眼震 | 不加任何刺激自然出现眼震 | 前额叶病变 |

| 类　　型 | 临床特点 | 提示病因 |
|---|---|---|
| 单眼性眼震 | 单眼出现幅度较小、缓慢的垂直性眼震 | 内侧纵束病变 |
| 追踪不平衡眼震 | 观看运动物体时，引起眼球缓慢向未受损侧移动，然后出现患侧的纠正性快速扫视运动 | 顶叶病变 |
| 辐辏回缩眼震 | 节律性眼震，呈缓慢外展，继之又快速内收，伴眼球向眶内回缩 | 中脑顶盖前区病变 |
| 眼咀嚼肌节律收缩病 | 双眼呈钟摆、分离性眼震，同时发生咀嚼肌收缩 | Wipple 病 |
| 点头样痉挛 | 眼球震颤、点头、头部姿势异常三主征 | 原因不明 |
| 眼睑性眼震 | 眼睑抽搐，侧视时眼震与快相同步 | 小脑、延髓病变、Parkinson 综合征 |
| 中毒性眼震 | 眼震性质与小脑性眼震相似 | 阿片类、巴比妥类、酒精、铅中毒 |
| 癔症性眼震 | 眼震变化不定，方向、速度、幅度均无规律 | 癔症 |

### （三）查明震颤的病因

# 第五节　眼球震颤的鉴别诊断

## 一、生理性眼震

生理性眼震（physiologic nystagmus）包括视觉性眼震、终末性眼震和精神性眼震。

## （一） 视觉性眼震

由视野中移动着的景象所引起的眼球跳动。

诊断要点：

1. 均在注视眼前不断移动的物体时产生。

2. 眼震呈水平性、小振幅、快频率。

3. 黑矇者绝无此种眼震。

## （二） 终末性眼震

终末性眼震又称神经-肌肉性眼震。

诊断要点：

1. 见于超过两眼侧视限度的正常人。

2. 眼震呈节律性、分离性、跳动性。

3. 眼震持续时间短。

## （三） 精神性眼震

诊断要点：

1. 因精神受刺激而诱发。

2. 眼震呈摆动性。

## 二、眼源性眼震

眼源性眼震（ocular nystagmus）由视觉系统疾病引起。多为水平摆动性，极少有旋转性或垂直性，向前看时无快慢相，向任何一侧凝视时眼震加剧，并出现向凝视侧快相，眼震在视力改善时消失。

### （一） 先天性眼震

先天性眼震多有家族史，在出生后数周、数月后发现，随年龄增长而减弱。

诊断要点：

1. 眼震呈水平摆动性，频率快。

2. 注视时眼震明显，会聚时眼震消失，睡眠时眼震停止。

3. 常伴斜视。

### （二）点头样痉挛

点头样痉挛（spasmus nutans）是一种良性综合征，常在一岁以内起病，起病后 1~2 年内自发缓解。

诊断要点：

1. 眼震伴点头和头部姿势异常。

2. 眼震为间歇性，常不对称，甚至单侧。

3. 眼震多为水平性，但可有旋转、垂直成分，幅度小、频率快，视近物时加重。

### （三）视觉缺陷性眼震

因先天或后天原因使视力严重减退时出现。

诊断要点：

1. 大多为水平摆动性眼震，亦可为跳动性眼震。

2. 眼震持续时间长，多为永久性。

3. 眼底检查可发现黄斑部病变，视神经乳头萎缩、视野缺损等病变。

4. 也可表现为单眼眼震，一般见于视力较好的眼。

### （四）职业性眼震（occupational nystagmus）

因长期在光线不足的场合工作，如井下工作的矿工、暗室工作人员。其机制是：在弱光条件下，为避免受刺激区的疲劳，眼球经常摆动，不断移动视轴，因此发生眼震。

诊断要点：

1. 眼震呈摆动性，频率快。

2. 伴头晕、畏光。

3. 当工作条件改善后眼震消失。

眼源性眼震与前庭性眼震的鉴别，见表 3-3。

表 3-3　眼源性眼震与前庭性眼震的鉴别表

| 特　点 | 眼源性 | 前庭性 |
|---|---|---|
| 病因 | 见于弱视、白化病、角膜混浊等视力严重减退时 | 由前庭周围性或中枢性疾病引起 |
| 眼震相 | 多为摆动性 | 多为急跳性 |
| 眼震变化 | 向前看时无快慢相，向任何一侧凝视时眼震加剧，并出现向凝视侧的快相 | 向快相侧凝视时眼震增强 |
| 意识对眼震控制 | 可有意识地暂时控制短时间，在闭眼或当视力改善时眼震减轻或消失 | 不能随意控制 |
| 眩晕 | 多无 | 多有 |

## 三、前庭性眼震

前庭性眼震（Vestibular nystagmus）可分周围性与中枢性两种。

根据产生眼震的解剖生理学基础，可知前庭系统的主要联系为眼球运动神经核与小脑顶核以及脊髓前角。与眼球运动各脑神经核的联系径路为内侧纵束，与脊髓前角的联系径路为前庭脊髓束和内侧纵束的下行纤维。因此，前庭系统刺激或破坏将有两种主要客观症状：即震颤与肢体偏斜。

前庭系统各结构以内耳门为界，分为周围和中枢两大部分，前者包括半规管、前庭神经节，前庭神经的内听道部分；后者包括前庭神经颅内部分、前庭核、内侧纵束及前庭小脑、大脑的纤维联系。前庭周围性损害与中枢性损害产生的眼震与肢体偏斜形式均相同。

### （一）前庭周围性眼震

系前庭周围部的刺激性或破坏性病变引起。

诊断要点：

1. 眼震呈水平性或水平旋转性，绝无垂直性眼震。节律整齐、细小。

2. 眼震方向因病变性质不同而异。刺激性病变时，快相向病灶侧；损毁性病损时，快相则向健侧。

3. 眼震持续时间一般为数小时或数天。

4. 伴明显眩晕感，闭目后不减轻。

5. Romberg 征阳性，肢体和躯干向眼震慢相方向偏斜倾倒（一致相偏斜），是前庭周围性损害的最突出征象。

6. 常见于 Ménière 病、中耳炎、迷路炎成前庭神经元炎、脑桥小脑角肿瘤。

（二）前庭中枢性眼震

系前庭神经中枢部病变所致。

诊断要点：

1. 眼震方向不一，可为水平性、旋转性或垂直性，其中以垂直性眼震诊断意义较大。

2. 眼震节律粗大，持续时间较长。

3. 不一定伴有明显的眩晕症状。

4. Romberg 征阳性，但常向后倾，眼震慢相方向与肢体偏斜不一致，即所谓分离性偏斜，此为前庭中枢部位损害的特征。

5. 其病因为在广阔的核团中损毁与刺激性病灶共存所致。

前庭周围性与前庭中枢性眼震的鉴别，见表 3-4。

表 3-4　前庭周围性与前庭中枢性眼震的鉴别表

| 特　点 | 前庭周围性 | 前庭中枢性 |
|---|---|---|
| 眼震形式 | 多为水平性，慢相向病侧 | 不一定，一般中脑为垂直性，脑桥为水平性，延髓为旋转性，延髓左侧病变为顺时针，右侧病变为逆时针方向 |

| 特　　点 | 前庭周围性 | 前庭中枢性 |
| --- | --- | --- |
| 耳鸣、听力减退 | 常见 | 罕见 |
| 眩晕，恶心，呕吐 | 严重 | 无或轻微 |
| 眼震与眩晕程度 | 一致 | 不一致 |
| 持续时间 | 较短，一般不超过3周，多呈发作性 | 较长，有持续倾向 |
| 闭目难立征 | 常有，向眼震的慢相侧倾倒，与头位有一定关系 | 方向不定，与头位无一定关系 |
| 前庭功能障碍 | 明显 | 不明显或正常 |
| 中枢神经症状体征 | 无 | 常有脑干、小脑受损体征 |
| 病变部位 | 内耳或前庭神经病变 | 脑干或小脑，中脑以上病变引起眼震者罕见 |

## 四、中枢神经系统各部位病变眼震

### （一）延髓病变眼震

诊断要点：

1. 眼震多呈旋转性、振幅小，如左侧延髓病变时，呈顺时针性旋转性眼震；右侧延髓病变时，呈逆时针性旋转性眼震。

2. 大多伴有第Ⅸ、Ⅹ、Ⅻ尾组脑神经受累症状和体征，如构音障碍、吞咽困难、舌肌萎缩、面部感觉异常及咽部反射消失。

3. 病因以脑血管病最多，其次为延髓肿瘤、延髓空洞症、感染性疾病及枕颈畸形。

### （二）脑桥病变眼震

诊断要点：

1. 眼震多呈水平性或合并旋转性，但单纯旋转性者少见。无垂直性眼震。

2. 可出现第Ⅴ、Ⅶ脑神经受累症状和体征，亦可出现共济失调。

3. 病因中半数为肿瘤，其次是脑血管病、多发性硬化、遗传性小脑性共济失调。

（三）中脑病变眼震

诊断要点：

1. 多呈垂直性眼震，常在头向后仰时眼震明显，向下垂直性眼震较向上者多见。

2. 如病变位于中脑导水管、第Ⅲ神经核附近时，可呈眼球凹陷性眼震，上视时出现眼球内聚与退缩。

3. 可出现眼肌无力、复视。

4. 常见病因为松果体肿瘤、脑血管病、脑炎、外伤。

（四）小脑病变眼震

小脑顶核、绒球和蚓小结与前庭神经核联系密切，当小脑病变时眼震极为多见。

诊断要点：

1. 眼震方向可以逆转：小脑病变眼震多为水平性，偶为旋转性、垂直性，但性质易变，可由水平眼震变为旋转性眼震，或相反。即使水平性眼震，其方向也可发生变化。

2. 眼震具有位置性：头处于某一位置时眼震出现。

3. 可伴构音障碍、共济失调等小脑体征。

4. 病变发生在第四脑室附近时，常有强迫性头位。

5. 小脑蚓部病变时，眼震可不明显。

6. 常见病因为小脑肿瘤、脑血管病。

（五）大脑病变眼震

眼震见于前额叶病变时。

诊断要点：

1. 眼震较粗大或微弱而不明显，多在侧向凝视时出现，持续时间较短，且不恒定，亦可出现位置性眼震。

2. 可伴额叶受累的症状和体征，如精神情感障碍，行为异常及锥体束征。

3. 多见于额叶肿瘤。

眼球震颤与病变部位的关系，见表3-5。

**表3-5 震颤与病变部位的关系表**

| 病变部位 | 眼球震颤 |
|---|---|
| 迷路（前庭末梢性） | 1. 水平性，旋转性或混合性自发性眼震<br>2. 有时呈单纯性、旋转性、位置性眼震（多有其他伴随症状）<br>3. 单纯性与头位转动方向相反眼震（多有伴随症状） |
| 后迷路（前庭末梢性） | 1. 水平性自发性眼震<br>2. 方向固定位置性眼震 |
| 脑桥（背侧、旁正中线） | 1. 散开性眼震，注视不全麻痹性水平性眼震，伴有向健侧共同偏视<br>2. 向下注视时有自发垂直眼震 |
| 中脑（被盖、被盖前区） | 1. 水平性自发眼震<br>2. 注视不全麻痹性水平性眼震<br>3. 辐辏麻痹、辐辏眼震、凹陷眼震<br>4. 向上注视时自发性、垂直性眼震<br>5. 上视麻痹（Parinaud征）、视性肌阵挛、摆动性眼震 |
| 脑干背侧部（内侧纵束） | 1. 分离性眼震<br>2. 一侧性或两侧性 |

| 病变部位 | 眼球震颤 |
|---|---|
| 延髓 | 1. 视性肌阵挛，水平性或旋转性自发眼震<br>2. 向下注视有垂直性自发眼震<br>3. 不规则混合性眼震<br>4. 单纯旋转性位置性或头位变换性眼震<br>5. 摆动性眼震（冲动性） |
| 脑干 | 1. 在睁眼、闭眼或方向变化时自发眼震<br>2. 方向固定性眼震<br>3. 方向变换上向性位置性眼震<br>4. 垂直性头位变化性眼震 |
| 小脑半球 | 1. 注视调节障碍性眼震<br>2. 方向固定性眼震<br>3. 单纯旋转头位变化性眼震<br>4. 两侧疾患时方向变化性位置性眼震（上向性）<br>5. 垂直性位置变化性眼震（向对侧） |
| 小脑蚓部（中向部、下蚓部） | 1. 注视调节障碍性眼震<br>2. 短暂的方向不定的变化性水平性眼震<br>3. 方向固定性位置性眼震<br>4. 方向变化性上向性位置性眼震<br>5. 小频率性垂直性头位变化性眼震<br>6. 垂直性头位变化性眼震<br>7. 垂直性悬垂头位性眼震 |
| 大脑半球 | 向病灶侧共同偏视，方向变化性下向性位置性眼震 |

第三章 从眼球震颤看全身性疾病

## 五．其他原因眼震

### （一）隐性眼震

隐性眼震（latent nystagmus）病因不明，持续终生的眼震。

诊断要点：

1. 多见于先天性或单眼弱视、斜视的患者。

2. 眼震于睁眼时不出现，遮盖一眼即可发生水平性眼震，快相向未遮盖侧。

3. 同时遮盖双眼或闭眼均不出现眼震。

## （二）位置性眼震

位置性眼震（positional nystagmus）当患者体位，尤其是头位位置发生改变时出现的眼震称位置性眼震。

诊断要点：

1. 若体位改变后眼震立即出现，且保持其体位时，眼震仍持续存在，提示为中枢性病变。

2. 若眼震在体位改变后，经2～10秒潜伏期后出现眼震，但持续5～30秒后又消退，提示为周围性病变，即属易疲劳型，常为耳石障碍所致。

## （三）分离性眼震

分离性眼震（dissociction nystagmus）在临床上有两种表现。

诊断要点：

1. 小脑和小脑联系纤维因肿瘤、血管病同时受累时，出现两眼震荡的方向、振幅、节律不同，两眼可分别呈旋转、垂直、水平性眼震。

2. 脑干中内侧纵束病变时，仅在外展眼有眼震，而另眼则无，产生分离性单眼性眼震。

## （四）周期性交替性眼震

周期性交替性眼震（periodic alternating nystagmus）是一种持续的自发性水平性跳动性眼震。

诊断要点：

1. 凝视前方时两眼向一侧跳动，起初幅度大，以后逐渐衰减，持续 60~120 秒，随后停止数秒钟，继之又出现性质相同，但方向相反的眼震，亦逐渐衰减而停止，如此交替出现，构成周期性交替性眼震。一个周期包括左右两个方向跳动相和一个空档相。

2. 在每 1/2 个周期中，患者头部常向快相侧倾斜而双眼看慢相侧以减轻眼震。

3. 病变常位于脑干或小脑、单侧脑桥-延髓前庭神经核。

4. 常见病因为脱髓鞘、肿瘤、脑血管病。

（顾文卿　樊小青）

# 第四章　从瞳孔异常看全身性疾病

## 第一节　概述

瞳孔异常（pupillary abnormalitis）是指瞳孔的大小、形态及光的反射异常。瞳孔位于虹膜中央，为正圆形，借括约肌及开大肌的功能缩小或开大。其大小受许多内外因素的影响而发生变化。瞳孔的变化在临床上有极重要意义，是人体生理和病理状态的一种重要指征，有时仅依据瞳孔的变化.就可以做出神经系统的定位诊断。

正常人瞳孔直径（∅）、大小（mm）与年龄、光线强弱有关。成人瞳孔直径在2.97±0.03mm，一般两侧等大。瞳孔直径在阳光照射下为2~4mm，中度照明下为3~4mm，暗处为7.5~9mm，凡瞳孔直径在晴天昼光下>6mm者，称绝对性瞳孔散大，<2mm者，称绝对性瞳孔缩小，均应视为病理现象。

瞳孔变化与年龄的关系，见表4-1。

**表4-1　瞳孔变化与年龄的关系表**

| 年龄（岁） | 瞳孔直径（mm） | 瞳孔变化 | 对光反应 |
|---|---|---|---|
| 婴儿 | 2.0~2.5 | 无变形 | 较迟钝 |
| 1~2 | 4.0~4.5 | 无变形 | 灵敏 |

| 年龄（岁） | 瞳孔直径（mm） | 瞳孔变化 | 对光反应 |
|---|---|---|---|
| 2~10 | 4.0~4.5 | 有时稍变形 | 灵敏 |
| 10~15 | 4.0~4.5 | 无变形 | 灵敏 |
| 15~40 | 3.0~4.0 | 无变形 | 幅度增大 |
| 40~50 | 3.0~3.5 | 有变形 | 稍迟钝 |
| 50~60 | 2.0~3.0 | 变小，不等大 | 迟钝 |
| 60~90 | 2.0~2.5 | 变形，变小 | 明显迟钝 |

# 第二节　瞳孔异常的发病机制

瞳孔的大小由支配瞳孔括约肌的动眼神经副交感纤维与支配瞳孔开大肌的来自颈交感神经节的交感纤维双重调节，前者支配瞳孔缩小，后者支配瞳孔散大。

## 一、瞳孔的神经支配

### （一）支配瞳孔的副交感神经通路

该通路在脑干的低级中枢是动眼神经核中的 Edinger-Westphal 核（即缩瞳核），它是晶状体调节和瞳孔运动的副交感神经中枢。该核成对位于中脑上丘水平、大脑导水管腹侧、中线两旁，分别在动眼神经外侧核的内上方。缩瞳核发出的节前纤维加入动眼神经，并走行于动眼神经表面，因此，动眼神经颅内段受压时（如后交通动脉的动脉瘤压迫动眼神经），总是先出现瞳孔的变化。动眼神经入眼后，副交感节前纤维独立分出，进入睫状神经节换元，其短的节后纤维携带冲动进入眼球支配瞳孔括约肌。

## （二）支配瞳孔的交感神经通路

交感神经核区又称睫状脊髓中枢，位于第 8 颈髓至第 2 胸髓的灰质侧角内，发出的节前纤维至颈上神经节。颈上神经节发出节后纤维，伴随颈动脉上行至眼眶，支配瞳孔开大肌、上下睑板肌、眼眶肌以及半侧面部的汗腺和血管等。中枢性交感神经束、睫状脊髓中枢、颈上神经节及其节后纤维至眼球的损害均可引起 Horner 综合征。

## 二、瞳孔的生理反射

### （一）对光反射（light reflex）

光线进入视网膜会使瞳孔的直径发生变化，这种瞳孔对光反射与照相机的光圈自动调节作用相似：保护视网膜感光细胞，避免过强的光刺激，使被视物更清晰地投射在视网膜上。由于该反射弧无需皮质参与，因而瞳孔对光反射是无意识的。

对光反射弧的传入纤维走行于视神经、视束，接近外侧膝状体时分出侧束至上丘，止于顶盖前区神经核；换元后发出纤维连接两侧副交感缩瞳核，缩瞳核发出的传出运动纤维，经动眼神经入眶后，副交感节前纤维独立分出，进入睫状神经节换元；其短的节后纤维携带冲动进入眼球支配瞳孔括约肌。

瞳孔大小并非完全由光反射控制，剧烈精神刺激（特别是疼痛累及颈部肌肉时）也可使瞳孔散大。

### （二）辐辏和调节

如果一个在视野中心的物体越移越近，会引出不同的反射，包括辐辏和调节反射。

1. 辐辏反射 正常人双眼注视前面远方的物体，而后迅速改为注视眼前近物时，眼球向中线会聚，同时瞳孔缩小，此称为瞳孔的辐辏反射。

2. 调节反射　双眼注视远目标，然后立即注视眼前近距离物体时，瞳孔立即缩小；先注视眼前近目标，然后注视远处时，瞳孔立即散大，这样瞳孔随着注视目标远近而发生的变化，称为瞳孔调节反射。

上述反射的反射弧是：来自视网膜的传入冲动至距状裂皮质；距状裂皮质的传出冲动再经顶盖前区到位于中线缩瞳核腹侧的副交感核区即 Perlia 核。这些神经核发出的冲动支配双侧内直肌的神经元（辐辏运动），到缩瞳核后再通过睫状神经节支配睫状肌（调节反射）及瞳孔括约肌（收缩瞳孔）。

瞳孔调节反应与瞳孔对光反应在解剖上并非同一通路，前者是皮质反射，传出冲动经锥体束直达缩瞳核；而后者是皮质下反射，视觉冲动经顶盖前区中继后，到达缩瞳核。由于瞳孔调节与眼球会聚这两个运动的通路基本上是一致的，因此，在病变时常同时受损而发生障碍，但实际上是两条通路。临床上可出现瞳孔对光反射消失而调节反应完好者，如 Argyll-Robertson 瞳孔，就是最好的例子。

瞳孔运动与自主神经系统的功能密切相关，由于神经支配的相互拮抗作用，瞳孔散大肌与括约肌张力之间通常保持平衡。支配通路的颅内与颅外段的径路长，许多部位的病损以及虹膜病变均可引起瞳孔异常。因此，瞳孔异常的定性、定位具有重要鉴别诊断意义。

# 第三节　瞳孔异常的病因分类

瞳孔异常的病因分类，见表 4-2。

## 表 4-2　瞳孔异常的病因分类表

一、瞳孔散大
(一) 单侧瞳孔扩大
　1. 眼窝病变
　　(1) 额、蝶窦炎
　　(2) 蜂窝织炎
　　(3) 血栓性静脉炎或骨膜炎
　2. 颅脑外伤
　　(1) 颅脑骨折
　　(2) 脑挫裂伤
　　(3) 硬膜下血肿
　　(4) 硬膜内血肿
　3. 脑部病变
　　(1) 动眼神经麻痹
　　(2) 脑出血
　　(3) 脑梗死
　　(4) 脑肿瘤
　　(5) 脑膜炎
　　(6) 局限性脑水肿
　　(7) 额叶钩回疝
　　(8) 小脑幕裂孔疝
　　(9) 后交通动脉瘤
　　(10) 海绵窦综合征
　　(11) 眶尖综合征
　　(12) 大脑脚综合征
　　(13) Beriedikt 红核综合征
　　(14) Wernick 上脑干灰质炎
　　(15) 核性眼肌麻痹
　　(16) 反 Horner 综合征
　　(17) 多发性硬化
　4. 颈交感神经刺激
　　(1) 颈上胸髓肿瘤
　　(2) 脊髓空洞症
　　(3) 胸部动脉瘤
　　(4) 纵隔肿瘤

　　(5) 颈部肿瘤
　　(6) 颈淋巴结炎
　　(7) 颈肋
　5. 其他
　　(1) Adie 综合征
　　(2) 良性特发性单侧瞳孔扩大
　　(3) 散瞳药
(二) 双侧瞳孔扩大
　1. 脑部病变
　　(1) 深昏迷
　　(2) 临终前状态
　　(3) 枕骨大孔疝
　　(4) 脑干或脑室出血
　　(5) 扣带回综合征
　　(6) 导水管综合征
　　(7) 脚间窝综合征
　　(8) 癫痫大发作抽搐中
　　(9) 代谢性脑病
　　　①低血糖昏迷
　　　②Wernicke 脑病
　　　③尿毒症
　　　④严重酸中毒
　　　⑤严重高钾血症
　　　⑥子痫
　　　⑦窒息
　　　⑧缺氧
　2. 药物或毒物
　　(1) 阿托品
　　(2) 东莨菪碱
　　(3) 巴比妥类
　　(4) 纳洛酮
　　(5) 酒精、乙醚、氯仿类
　　(6) 可卡因
　　(7) 麻黄碱

（8）乌头

（9）急性一氧化碳中毒

（10）氰化物

（11）芳香烃氨基及硝基化合物

（12）卤代碳氢化合物

（13）氯代烯烃类化合物

（14）肉毒中毒

3. 精神性

（1）恐惧，情绪激动

（2）剧烈疼痛

4. 其他

（1）甲状腺功能亢进症

（2）青光眼

（3）近视

二、瞳孔缩小

（一）单侧瞳孔缩小

1. 颅脑病变

（1）延髓半侧损害综合征

（2）延髓背外侧综合征

（3）脑桥上部被盖综合征

（4）颅底三叉神经旁综合征

（5）小脑后下动脉血栓形成

（6）眶上裂综合征

（7）颅脑外伤

（8）岩骨炎症

（9）颅底肿瘤

（10）颞叶钩回疝

（11）三叉神经带状疱疹

2. 颈髓内病变

（1）脊髓空洞症

（2）脊髓血肿

（3）脊髓肿瘤

（4）脊髓炎症

（5）多发性硬化

3. 颈部病变

（1）外伤

（2）炎症

（3）肿瘤

（4）结核

（5）淋巴肉芽肿

（6）动脉瘤

（7）纵隔病变

（8）颈肋

（9）下段颈椎病

（10）臂丛下部损伤

4. 眼眶内病变

（1）额、蝶窦炎

（2）蜂窝织炎

（3）血栓性静脉炎

5. 肺尖病变

（1）肺尖

（2）结核

（3）肿瘤

（4）气胸

6. 缩瞳药

（二）双侧瞳孔缩小

1. 脑广泛病变

（1）脑炎

（2）缺氧（溺水、自缢）

（3）中毒性脑病

①安眠药：鲁米那、巴比妥钠、戊巴比妥钠

②麻醉剂：吗啡、鸦片衍生物

③毒蕈碱

④酒精

⑤有机磷农药

⑥尿毒症

第四章　从瞳孔异常看全身性疾病

| | |
|---|---|
| 2. 脑血管病、肿瘤<br>（1）脑桥出血<br>（2）丘脑出血（局限性）<br>（3）小脑出血<br>（4）脑室出血<br>（5）天幕疝早期<br>（6）脑动脉硬化<br>（7）癫痫大发作间隙期<br>（8）Argyll-Roberfson 瞳孔<br>　①脊髓痨<br>　②麻痹性痴呆<br>　③神经梅毒 | ④中脑被盖部肿瘤<br>⑤四叠体肿瘤<br>⑥松果体肿瘤<br>⑦导水管肿瘤<br>⑧中脑软化<br>⑨多发性硬化<br>3. 其他<br>（1）远视<br>（2）眼的炎症<br>（3）老年<br>（4）躯体疾病危重期<br>（5）近临终前 |

# 第四节　瞳孔异常的临床诊断思维

## 一、病史采集要点

瞳孔异常自行发现较少，多由他人或照镜子发现。

1. 询问发现时间，以及是怎样发现的。

2. 是持续性还是间歇性的。

3. 病情进展是快还是慢。

4. 是单眼还是双眼，或交替性。

5. 有何全身疾病，如高血压、脑血管病、糖尿病、梅毒、甲状腺功能亢进等。

6. 有无慢性酒精中毒史。

7. 有无使用使瞳孔扩大的药物。

8. 有无毒物接触史，如有机磷农药。

9. 有无在眼科进行扩瞳或缩瞳的检查治疗。

10. 注意有无神经系统症状（如头痛、恶心、呕吐），有无面部出汗，视物是否清晰。

## 二、体格检查重点

1. 瞳孔是扩大还是缩小，是一侧还是双侧。

2. 直接和间接对光反射。

3. 睑裂大小，眼球有无突出、充血。

4. 视力与视野如何，有无复视、眼球运动异常与辐辏异常。

5. 同侧面部运动、感觉和出汗情况。

6. 有无神经系统定位体征。

7. 注意体温，检查有无眼窝、脑内、颅底及颈部病变。

## 三、必要的辅助检查

1. 血沉、血糖、甲状腺功能、康瓦反应检查，必要时查血、尿中的药物含量分析。

2. 眼底检查。

3. X线平片、胸片、颈椎片注意有无颈椎病畸形、颈肋等。

4. 头CT/MRI：对颅内占位、脑血管病、动脉瘤、变性疾病诊断均有极大的帮助。

5. 脑脊液检查：对中枢神经系统感染、肿瘤诊断有帮助。

## 四、诊断提示

瞳孔异常的诊断思维程序是：明确瞳孔的扩大与缩小是否属病理性→明确引起瞳孔异常的病变部位→了解瞳孔异常的病因。

**（一）明确瞳孔的扩大与缩小是否属病理性**

首先观察瞳孔大小是单侧性还是双侧性。

1. 凡瞳孔直径>6mm，则为病理性。

2. 瞳孔直径在 5mm 左右，呈持续性散大，伴反射异常．则为病理性。

3. 瞳孔直径<2mm，尤其是老年人，为病理性。

4. 一侧瞳孔缩小，对侧瞳孔大小正常，对光反射存在，则缩小侧为病理性。

5. 一侧瞳孔缩小，另侧稍大，此时要确定何侧为病变侧，比较困难，需进行点药试验，点药后如两侧瞳孔直径相差 0.5mm 以上，则为病理性。

**（二）明确引起瞳孔异常的病变部位**

瞳孔的大小异常及瞳孔的反射障碍对瞳孔异常的病变部位具有重要的意义。

1. 瞳孔对光反射障碍

（1）直接对光反射障碍可见于：

①视网膜和（或）视神经病变。

②视径路病变（多伴视觉异常）。

③顶盖前区与缩瞳核之间病变（无视觉改变）。

④缩瞳核与睫状神经节病变。

（2）间接对光反射障碍

①若光照侧无视力障碍，而间接对光反射丧失，病变在动眼神经。

②若光照侧有视力障碍，也出现间接对光反射消失，则为皮质盲。

2. 瞳孔调节反射障碍

（1）对光反射保存，而调节反射丧失，病变在 Perlia 核与缩瞳核之间，可见于 Argyll-Robertson 瞳孔。

（2）对光反射与调节反射均消失，可见于颅脑外伤。

3. 瞳孔大小异常

（1）麻痹性瞳孔散大：提示病变位于缩瞳核与睫状神经节之间。

（2）痉挛性瞳孔散大：提示交感神经径路的刺激性病变。

（3）麻痹性瞳孔缩小：提示为颈交感神经径路的麻痹性病变。

（4）痉挛性瞳孔缩小：提示为缩瞳核的刺激现象，如为双侧瞳孔缩小多见于脑干部病变，或广泛性大脑病变、第四脑室病变波及脑桥部位。

（5）瞳孔大小不等可见于：

①大脑病变伴有中脑病损，或中脑动眼神经核损害时，前者多见于脑血管病，后者多见于进行性核性眼肌麻痹。

②眼交感神经麻痹（瞳孔散大障碍引起瞳孔左右不等）：一侧眼交感神经损害性病变时出现瞳孔开大肌麻痹，引起瞳孔缩小；刺激性病变时，则产生瞳孔散大。

③眼窝或颅底病变引起动眼神经麻痹。

病变部位与瞳孔变化，见表4-3。

表4-3　病变部位与瞳孔变化表

| 病变部位 | | 瞳孔变化 |
|---|---|---|
| 大脑半球 | | 无变化 |
| 间脑（丘脑下部） | | 缩小，对光反射（±），同侧 Horner 征 |
| 中脑 | 中脑顶盖-顶盖前区 | 散大（5~6mm），圆形，对光反射（-），钟摆性瞳孔 |
| | 中脑顶盖（动眼神经核） | 大小正常，形状多不规整，对光反射（-） |
| | 中脑腹侧（动眼神经） | 散大，对光反射（-），眼外肌麻痹 |

| 病变部位 | | 瞳孔变化 |
|---|---|---|
| 脑桥 | | 极度缩小（针尖大小），对光反射（+） |
| 延髓外侧-颈髓腹外侧 | | 大小正常，对光反射（+），同侧 Hormer 征 |
| 动眼神经（末梢） | | 微大，对光及射（-），眼外肌麻痹 |
| 交感神经（末梢） | | 缩小 |
| 药物中毒 | 酒精，阿托品 | 散大，对光反射（-） |
| | 吗啡、抗精神病药 | 缩小，对光反射（+） |
| 代谢障碍 | | 缩小，对光反射（-），保持到末期 |
| 低氧血症 | | 散大，对光反应（-） |

### （三）了解瞳孔异常的病因

从理论上讲，两侧瞳孔不等（一侧扩大或缩小），系由于支配瞳孔括约肌的副交感神经和支配瞳孔扩大肌的交感神经刺激或破坏所致。刺激副交感神经瞳孔缩小，破坏则扩大；刺激交感神经瞳孔扩大，破坏则缩小。但在临床实践中，瞳孔大小不等主要是这两种神经的破坏所致。而由刺激性病变引起者甚少见，且常是病变早期征象。故多表现为交感神经损害而引起的麻痹性瞳孔缩小和损害副交感神经引起的麻痹性瞳孔扩大。

1. 两侧瞳孔不等大：决定哪一侧是异常最为重要而又关键，因此，在诊断时务必观察和检查其他异常情况。一般而言，病变侧常有上睑下垂、眼病表现及局限性感觉与运动障碍。

2. 单侧瞳孔缩小：需要考虑可能系眼部疾患所致，如虹膜炎、角膜炎、眼部手术或眼外伤，但各自都有相应的病变及眼病体征，故一般不易混淆。

从眼睛看全身性疾病

3. 瞳孔异常伴有意识障碍：在病因分析中应逐个排除脑血管意外、中毒、代谢性疾病、感染及各种原因引起的中枢神经系统疾病。可以这样认为，任何原因所致的深昏迷者，几乎都可呈现瞳孔的缩小与扩大。

4. 两侧瞳孔缩小：可见于睡眠、远视、眼的炎症，亦可见于老年、动脉硬化及梅毒。亦是有机磷农药、吗啡及鸦片衍生物、巴比妥类药物中毒的重要表现。在巴比妥类药物中毒时，瞳孔有时缩小，有时扩大，可能为虹膜肌张力不稳定现象。深昏迷及颅内压增高时亦可有瞳孔缩小。急性脑桥病变（如出血等）时，由于损害了在脑干下行的两侧交感神经纤维，瞳孔可呈针尖样。

5. 两侧瞳孔轻度大小不等：若无其他病理症状和体征者，可能系先天性不对称。有人观察，在正常人中，占15%～20%。若两侧瞳孔明显不等，凡一侧扩大或缩小超过正常直径者，虽仅有孤立的瞳孔症状，亦应予以重视，须进行必要的详细检查及分析，以弄清病因。

6. 瞳孔扩大和缩小交替：可见于动眼神经麻痹后的恢复期或多发性硬化。深吸气时瞳孔扩大，深呼气时瞳孔缩小，属于迷走瞳孔反射。

7. 死亡前的瞳孔改变：可根据神经系统病变部位来判断，若损害交感神经纤维，则瞳孔缩小；若损害副交感神经纤维则瞳孔产生一定程度的散大；若病变在脑干，瞳孔缩小后又逐渐扩大，表示死亡期临近。

瞳孔变化与伴随症状对病因的判断，见表4-4。

## 表 4-4　瞳孔变化与伴随症状对病因的判断表

| 伴随症状 | 提示病因 |
| --- | --- |
| 双侧瞳孔扩大，突眼，两眼炯炯有神，甲状腺肿大，心动过速 | 甲状腺功能亢进症 |
| 双侧瞳孔扩大，两眼凝视一侧，发作性四肢强直抽搐，口吐白沫 | 癫痫持续状态 |
| 双侧瞳孔扩大，瞳孔由小渐大，对光反应消失，伴呼吸突然停止，血压明显升高，心率慢，四肢僵直或瘫痪，双侧 Babinski 征（+） | 枕骨大孔疝（小脑扁桃体疝） |
| 双侧瞳孔扩大，瞳孔由小渐大，对光反应消失，伴生命体征变化 | 临终前状态 |
| 双侧瞳孔扩大，皮肤潮红干燥，心动过速，意识障碍，摸空现象，口干显著 | 阿托品中毒 |
| 双侧瞳孔扩大，上睑下垂，吞咽困难，声音嘶哑，抬头无力，急性发病 | 肉毒素中毒 |
| 一侧瞳孔扩大，对光反应消失，病侧上睑下垂，眼球处于外展位 | 动眼神经麻痹（周围性） |
| 一侧瞳孔扩大，眼球完全运动障碍 | 动眼神经麻痹（中枢性） |
| 一侧瞳孔先小后大，颅内压增高，意识障碍进行性加重，对侧肢体瘫痪，病理征（+） | 颞叶钩回疝（小脑幕切迹疝） |
| 一侧瞳孔突然扩大，颅内压增高 | 海马回疝 |
| 一侧瞳孔扩大，眼球外突固定，胀痛，球结模充血，发热，WBC 升高 | 海绵窦综合征 |
| 一侧瞳孔扩大，眼球外突固定，胀痛，结膜不充血，无发热，眶骨骨质破坏 | 眶尖综合征 |
| 一侧瞳孔扩大，睑裂变大，眼球突出，同侧面部温度降低，伴流泪多汗 | 反 Horner 综合征 |
| 双侧瞳孔缩小（针尖大小），发病急，高血压，中枢高热，去脑强直 | 脑桥出血 |

| 伴随症状 | 提示病因 |
|---|---|
| 双侧瞳孔缩小，眼球震颤，眩晕，呕吐，其济失调 | 小脑出血 |
| 双侧瞳孔缩小，四肢僵直，抽搐，中枢性高热 | 脑室出血 |
| 双侧瞳孔缩小，剧烈头痛，频繁呕吐，视孔头水肿 | 颅内压增高症 |
| 双侧瞳孔缩小，皮肤潮湿多汗，脉缓，呼气有蒜味，流涎，肌束颤动，双肺啰音 | 有机磷农药中毒 |
| 双侧瞳孔缩小，呼吸浅而不费力，意识障碍，有服药史 | 镇静，安眠药中毒 |
| 一侧瞳孔缩小，同侧眼裂变小，眼球内陷，面部无汗 | Horner 综合征 |
| 一侧瞳孔缩小，上睑下垂，病侧面部有汗，伴三叉神经痛 | Raeder 综合征 |
| 瞳孔放大与收缩交替运动 | 虹膜震颤 |
| 瞳孔呈卵圆形，长轴直径 3~6mm，多呈垂直方向，一般为单侧性（病灶侧），对光反应消失 | 青光眼 |
| 瞳孔呈瓜子形 | 虹膜粘连 |
| 瞳孔呈多边形 | 神经梅毒 |
| 瞳孔呈乳白色 | 白内障，增殖性视网膜炎 |
| 瞳孔呈灰黄色 | 视神经母细胞瘤 |

## 第五节 瞳孔异常的鉴别诊断

除眼部疾病可引起瞳孔改变外，一些神经系统疾病常可引起瞳孔运动障碍。临床上根据损害部位不同可分为传入性和传出性障碍两大类，后者又可因受损神经不同分为副交感性、交感性和病因不明三类。仔细分析这些瞳孔运动障碍，有助于神经系统疾病的定位及鉴别诊断。

## 一、传入性瞳孔运动障碍

### （一）单侧眼球或视交叉前神经病变

1. 黑矇性瞳孔强直：病变位于视交叉前神经及视网膜。常见病因为炎症、血管病及变性病。

诊断要点：

（1）病变眼完全失明，光感消失。

（2）病变眼瞳孔较健侧要大，通常瞳孔散大程度与视力减退成正比。

（3）瞳孔改变：光线直接投入患眼时，双侧瞳孔均无光反应；光线直接投入健眼时，双眼瞳孔均能缩小，也就是患侧瞳孔的直接对光反射及对侧健眼的间接对光反射均消失，而对侧健眼的直接对光反射及患眼的间接对光反射正常。

（4）瞳孔的调节反射正常。

2. Marcus-Gonn 瞳孔：又称假性瞳孔不等征。病变位于一侧眼球视网膜或球后视神经。常见病因为视神经炎、视神经萎缩、视神经受压、视网膜广泛受损。

诊断要点：

检查者以手轮流遮盖患者一眼，数秒钟后观察未遮盖眼瞳孔大小，比较两侧瞳孔变化。检查此征时，光源必须在正前方稍上或稍下处照射，否则会产生错误结果。

（1）阴性：正常人一侧瞳孔被遮后，另一侧未被遮盖的瞳孔无变化，双侧瞳孔大小相等。

（2）阳性：如果遮盖后双侧瞳孔大小不等，则为阳性，瞳孔大的一侧为病变侧。例如，双眼睁开时，双侧瞳孔均为3mm，遮住右眼时左眼瞳孔无明显变化，而遮住左眼时右瞳孔为 5mm，则为右眼病变。

此现象对于鉴别球后视神经炎的视力减退和功能性视力减退（例如癔症）具有重大价值。

（二）视交叉及视束病变

1. 双颞侧偏盲性瞳孔强直：病变位于视交叉。常见病因为垂体瘤、视交叉部蛛网膜炎。

诊断要点：

（1）瞳孔变化：遮盖左眼时，右眼仅对来自鼻侧的光线产生瞳孔收缩反应，从颞侧来的光线不产生瞳孔反应；遮住右眼时，左眼瞳孔也有同样的变化。

（2）瞳孔间接光反射、调节反射正常。

但双颞侧偏盲性瞳孔强直在临床上不易检出，很难使光线单独刺激半侧视网膜而不刺激另一半视网膜，只有在应用裂隙灯将光线控制成束状光方可实现。

2. 偏盲侧瞳孔强直：病变位于视束。常见病因为炎症、肿瘤压迫以及脑血管病。

诊断要点：

（1）同向偏盲：每侧视束含有同侧眼束的视网膜颞侧神经纤维及对侧眼束的视网膜鼻侧纤维，因此，对侧膝状体前的视束病变可引起同侧偏盲。

（2）偏盲侧瞳孔强直：从偏盲侧来的光线不能引起瞳孔光反应，而非偏盲侧来的光线则可引起瞳孔光反应。

（3）瞳孔间接光反应、调节反应均正常。

（三）中脑顶盖前区病变

1. Argyll-Robertson 瞳孔：当中脑顶盖前区病变阻断了由顶盖前核发至动眼神经缩瞳核（E-W 核）的瞳孔第二级神经元纤维-顶盖动眼束时，可引起瞳孔光反应消失，而瞳孔的调节反应正常的特殊征候，此即为典型的 A-R 瞳孔。

凡累及中脑背侧部的任何慢性病变均可引起 A-R 瞳孔，但绝大部分见于神经梅毒（几乎为诊断性），其中 75% 见于脊髓痨。偶见于糖尿病、多发性硬化、脑干脑炎、Lyme 病、松果体瘤、延髓空洞症、慢性酒精中毒等。

诊断要点：

（1）双侧瞳孔变小（<2.5mm），大小不对称，外形不规则。

（2）光集合分离：光反射消失，但调节及集合反射正常。

（3）检查时应在光亮或黑暗处观察至少持续 10 秒以上。无论观察多久均不发生变化。

（4）对阿托品或毒扁豆碱几乎无反应。

Babinski 指出：诊断 A-R 瞳孔必须符合以下条件：

（1）损害必须是永久性的。

（2）瞳孔强直无变化。

（3）瞳孔分离性反射障碍：即直接、间接光反射消失，辐辏调节反射保存。

（4）上述障碍多为双侧性（少有一侧性）。

（5）瞳孔多数缩小，但有部分病例大小正常。

（6）视网膜和动眼神经功能正常。

2. 反 Argyll-Robertson 瞳孔：由会聚核或枕叶病变引起，偶见于脑炎、Parkinson 病及神经梅毒。

诊断要点：

（1）光集合分离：瞳孔调节反应消失而对光反射存在。

（2）无瞳孔缩小。

（3）眼球会聚运动能满意完成。

反 Argyll-Robertson（A-R）瞳孔在临床上非常少见，确定必须慎重，只有当对光反应正常、眼球会聚运动能满意完成且无瞳孔缩小时才能考虑。

Argyll-Robertson 瞳孔与 Adie 瞳孔的鉴别，见表 4-5。

表 4-5　A-R 瞳孔与 Adie 瞳孔的鉴别表

| 特点 | A-R 瞳孔 | Adie 瞳孔 |
|---|---|---|
| 瞳孔大小 | 双侧缩小 | 多数一侧扩大 |
| 对光反射 | 消失 | 极慢，10~30 秒以上 |
| 调节反射 | 正常 | 极慢，15~30 秒以上 |
| 阿托品散瞳反应 | 慢 | 快 |

## 二、传出性瞳孔运动障碍

### （一）副交感神经病变

副交感神经支配瞳孔括约肌，其刺激性病变引起瞳孔缩小，破坏性病变则引起瞳孔扩大，但前者极为少见（偶见于脑膜出血，早期天幕疝）。主要见于疾病早期，为时短暂，后期常转为麻痹性瞳孔扩大。

1. 缩瞳核（W-E 核）病变：病变位于缩瞳核至眼睫状神经节的副交感纤维。常见病因为脑血管病、炎症和肿瘤。

诊断要点：

（1）病侧瞳孔扩大。

（2）直接、间接对光反应消失。

（3）常伴调节反射障碍、向上凝视麻痹及核性眼外肌麻痹。

应注意与散瞳剂引起的药物性瞳孔扩大相区别。

2. 动眼神经病变：由于瞳孔运动纤维自缩瞳核发出后加入动眼神经，最初由于动眼神经受刺激，可出现短暂的瞳孔缩小，继之瞳孔扩大固定。常见病因有脑干肿瘤、动脉瘤、脑干炎症、多发性硬化及钩回疝等。

诊断要点：

（1）病侧瞳孔扩大，对光及调节反射消失。

（2）眼外肌麻痹，出现内直肌、上直肌、下直肌、下斜肌及提上睑肌运动障碍。

（3）其他相应疾病伴随症状。

3．特发性强直瞳孔：又称 Adie 瞳孔。病因未明，可能是由于副交感神经节后纤维或睫状神经节病变所致。此种瞳孔多见于20~30岁女性，无自觉症状，瞳孔急速扩大，但变小要数月至数年。多在眼科检在时偶然发现，病情并不发展，亦无严重后果，无需治疗。

诊断要点：

（1）见于其他方面健康的年轻女性。

（2）一侧大而规则的圆形瞳孔（80%）。

（3）光反应极微弱或消失，而集合反射缓慢（强直性）。

（4）强烈的持续的刺激可引起瞳孔缓慢的强直性收缩，再缓慢散大。

（5）在裂隙灯下可见到虹膜呈蚯蚓样缓慢收缩有助于做出诊断。

（6）对胆碱能缩瞳孔药超敏感：滴入 0.1% 匹罗卡因可使瞳孔明显收缩，但对正常瞳孔无反应，是诊断强直性瞳孔的依据。

（7）常伴膝反射、踝反射减弱或消失。

（二）交感神经病变

交感神经支配瞳孔开大肌，其刺激性病变引起瞳孔扩大，破坏性病变则引起瞳孔缩小，但前者极少见，多见于病变早期，其后常转为麻痹性瞳孔缩小。

1．Horner 综合征：是由于支配瞳孔开大肌的交感神经麻痹所致。病因极其复杂，自丘脑起，经脑干、颈及胸脊髓、胸部、颈内动脉、海绵窦直至眼眶，凡交感神经经过的途径附近病变，均可出现 Horner 综合征的临床表现。因此，一旦发现此征，必须寻找病变原因及病变部位，并根据其伴随的相关症状和体征，进行综合判断。

诊断要点：

（1）病侧上睑轻度（通常＜2mm）下垂（Müller 肌麻痹）。

（2）病侧瞳孔缩小，但瞳孔一切反应均存在。

（3）病侧眼球内陷（眶内平滑肌麻痹）

（4）病侧下睑反向下垂（倒转上睑下垂）。

（5）易变的病侧面部无汗或少汗。

（6）确诊 Horner 综合征可用 4%～10%可卡因溶液滴 1滴于每只眼，1 分钟后再滴入 1 滴，患者处于黑暗中 45 分钟后观察结果，仅正常眼的瞳孔可以扩大。

病侧面部无汗与否，取决于交感神经损害部位，如病变位于颈上神经节以后的颈内动脉丛或海绵窦处，则病侧面部有汗；如病变位于颈上神经节或颈上神经节以前的颈动脉处，则出现同侧面部无汗。这是因为支配发汗的交感神经纤维在离开颈上神经节后，即与支配瞳孔的交感纤维分开，随颈外动脉行进；而支配瞳孔的交感纤维则随颈内动脉入颅。因此，此征有重要的定位意义。

Horner 综合征一旦确诊，可用 1%羟苯丙胺将中枢、神经节前病变与神经节后病变区别开。因羟苯丙胺刺激交感神经节后神经末梢释放去甲肾上腺素，它不能扩大节后病变患者的瞳孔。病变鉴别有临床实用价值，因中枢与节前病变较节后病变可能有更严重的病因。

临床上示瞳孔缩小、上睑下垂、病侧面部无汗三主征者，称完全性 Horner 征；仅有两项者为不完全性 Horner 征。

Horner 综合征的传导径路包括三级交感神经元。受损时产生 Horner 综合征的鉴别诊断，见表 4-6。

表 4-6　Horner 综合征不同病损部位的鉴别表

| 特　　点 | 第一级神经元（中枢神经元） | 第二级神经元（节前神经元） | 第三级神经元（节后神经元） |
|---|---|---|---|
| 交感神经元 | 丘脑下部至睫状体脊髓中枢（$C_8$-$T_1$ 的侧角） | 睫状体脊髓中枢颈上交感神经节 | 颈上交感神经节至虹膜 |
| 部　　位 | 丘脑至脊髓上胸段 | 脊髓上胸段中间外侧柱至颈上从颈上交感神经节 | 从颈上交感神经节经颈动脉丛到达瞳孔开大肌 |
| 病　　因 | ①下丘脑病变 ②脑干病变（以脑桥及脊髓多见）③上颈髓病变包括肿瘤、炎症，血管病变、外伤等 | ①下颈髓病变（肿瘤、出血、脊髓空洞症）②颈交感神经干病变（甲状腺肿瘤、转移性肿瘤、肺尖肿瘤、咽后部肿瘤、颈肋、动脉瘤、炎症等）| ①颈内动脉瘤 ②眶上裂病变 ③眶内病变 |
| 瞳　　孔 | 一般均缩小，间或暂时性扩大 | 明显缩小 | 缩小 |
| 上睑下垂 | 不明显 | 明显 | 很明显 |
| 眼球内陷 | 无 | 轻 | 明显 |
| 出　　汗 | 有，丘脑下部受损时为半身 | 面部及上肢 | 面部（无）|

| 特 点 | | 第一级神经元<br>（中枢神经元） | 第二级神经元<br>（节前神经元） | 第三级神经元<br>（节后神经元） |
|---|---|---|---|---|
| 瞳孔反射 | 疼痛刺激 | 强烈（瞳孔散大） | 几乎无反应 | 可能有反应 |
| | 阿托品 | 散大 | 散大 | 散大 |
| | 1%可卡因 | 强烈（瞳孔散大） | 无反应 | 无反应 |
| | 1%肾上腺素 | 无反应 | 无反应 | 强烈（瞳孔散大） |
| | 依色林 | 缩瞳 | 缩瞳 | 缩瞳 |

注：疼痛刺激引起瞳孔散大的反射弧是：疼痛→脊髓丘脑侧束→顶盖→顶盖脊髓束→对侧 $C_8$-$T_1$ 侧角细胞→颈上交感神经节→瞳孔开大肌。

2. 反 Horner 综合征：又称 Clande-Bernard 综合征，是由于下丘脑后外区的交感神经中根或其周围传导径路受刺激所致（多位于脑干、颈和纵隔病变机械性压迫侵犯交感神经）。

诊断要点：

（1）病侧瞳孔扩大，对光及调节反射均存在。

（2）病侧睑裂增宽。

（3）病侧眼球轻度突出。

（4）病侧面部多汗，皮肤温度降低。

（5）上述症状多不持久，后期转为 Horner 综合征。

3. Raeder 综合征：又称不完全性 Horner 综合征。因颅底三叉神经旁区病变损及颈内动脉丛及交感神经纤维所致，伴或不伴第Ⅲ~Ⅵ脑神经损害。常见病因为肿瘤（鞍旁肿瘤、颈内动脉瘤），血管性病变（颈内动脉周围炎），感染

（慢性上颌窦炎、齿槽脓肿、慢性中耳炎、带状疱疹等）。

诊断要点：

（1）先有病侧头痛或三叉神经痛（$V_1$、$V_2$ 支分布区剧烈跳痛），头痛可自行消失。

（2）病侧瞳孔缩小，上睑下垂。

（3）病侧面部有汗。

（4）如无第Ⅲ～Ⅵ脑神经损害，则称良性型。

4. 周期性动眼神经麻痹（cyclic oculomotor paralysis）：病因及病变部位不清。有认为是丘脑下部到瞳孔收缩中枢的交感神经抑制径路部分中断所致。动眼神经支配的提上睑肌及内直肌麻痹和瞳孔扩大，与其交替的提上睑肌及内直肌收缩和瞳孔缩小引起的麻痹和痉挛交替发作为其临床特征。多见于出生时。

诊断要点：

（1）多为单侧发病，偶见两眼交替变化。

（2）发作特征：表现为动眼神经周期性麻痹与痉挛交替。麻痹相持续 1~3 分钟，痉挛相持续 30~100 秒，约 5 分钟为一个周期。麻痹相表现为眼睑下垂、瞳孔扩大、眼球外斜视、对光反应迟钝，痉挛相表现为眼睑颤搐、瞳孔缩小、眼球内斜视、对光反应消失。

（3）多为昼夜相继，睡眠时亦不停止，间歇期有时可长达数天，大多数患者症状可终身存在。

（4）眼底与视力正常。

### 三、脑部病变所致瞳孔病变

#### （一）脑疝的瞳孔改变

1. 小脑幕切迹疝（颞叶钩回疝）：因幕上病变引起。

诊断要点：

（1）瞳孔变化：出现早，病侧瞳孔扩大，对光反射消失。

（2）意识障碍：早期出现或原有意识障碍进行性加重。

（3）呼吸变化：晚期出现呼吸不规则。

（4）神经体征：一般无颈强，主要表现第Ⅲ脑神经损害，同向偏盲和两侧或同侧锥体束征及对侧肢体瘫。

2. 小脑扁桃体疝（枕骨大孔疝）：因幕下病引起。

诊断要点：

（1）瞳孔变化：晚期出现，双侧瞳孔放大，两侧对称。

（2）意识障碍：晚期出现。

（3）呼吸变化：早期以呼吸变化为主征。

（4）神经体征：早期出现颈强，甚至强迫头位。有时在疝后出现一过性双侧锥体束征阳性。

3. 中心疝：因额叶、顶叶、枕叶病变致大脑及基底核向下移位致间脑、中脑下移引起。

诊断要点：

根据脑组织受压发展可分为三期

（1）间脑期

①两侧瞳孔缩小，对光反应存在。

②意识障碍，先淡漠，后嗜睡。

③出现呼吸障碍，多呈 Cheyne –Stokes 呼吸。

④颈部明显抵抗。

⑤肢体运动障碍先为单侧，后为双侧。

（2）中脑–脑桥期

①双侧瞳孔扩大，对光反应消失，眼球固定中间位。少数患者可出现瞳孔变形。

②意识障碍加重，双侧去脑强直。

③呼吸障碍明显。

（3）延髓期

①双侧瞳孔散大，对光反应消失。

②呼吸节律改变或者停止。

③血压下降，心跳停止。

**（二）中脑病变瞳孔改变**

常见病因为脑血管病、肿瘤、炎症。

诊断要点：

1. 双侧瞳孔散大，对光反应消失，有的出现瞳孔变形。

2. 核性动眼神经及滑车神经受累症状，眼球运动障碍。

3. 交叉性瘫或四肢瘫痪。

4. 可有意识障碍。

注意与脑疝所致瞳孔改变鉴别，脑疝常可发现幕上占位性病变。

**（三）脑桥病变瞳孔改变**

常见病因为脑血管病，亦可为炎症、肿瘤。

诊断要点：

1. 双侧瞳孔明显缩小，呈针尖状。

2. 交叉性瘫，如病变侧面神经、外展神经麻痹，病变对侧肢体瘫痪。

3. 可有意识障碍。

4. 严重者可有四肢瘫痪、中枢性高热、呼吸障碍。

**（四）延髓背外侧病变瞳孔改变**

见于脑血管病，临床常见于延髓背外侧综合征（Wallenberg syndrome）。

诊断要点：

1. 病变同侧 Horner 综合征。

2. 眩晕和眼球震颤。

3. 同侧小脑性共济失调。

4. 交叉性痛温觉减退，即同侧面部及对侧半身感觉减退。

5. 同侧真性球麻痹，即构音障碍、吞咽困难、咽反射消失。

6. 突然发病。

（顾文卿　姚宁）

# 第五章　从巩膜黄染看全身性疾病

## 第一节　概述

眼白睛，又名白眼、白仁、白珠，位于眼球前方，环绕黑睛，呈白色，不透明，表面光滑，西医称为"巩膜"。

若见人眼白睛出现黄染，病为"黄疸"（jaundice），《素问·平人气象论》曰"目黄者，曰黄疸。"是因血清内胆红素浓度增高所引起的巩膜、皮肤、黏膜和其他组织发生黄染的体征。临床上可见眼巩膜和皮肤黄疸者，称显性黄疸，此时血清总胆红素浓度>34μmol/L；临床上尚未出现肉眼可见的黄疸时，称隐性黄疸，此时血清总胆红素>10.7μmol/L，而<34μmol/L。

## 第二节　黄疸发病机制

正常人每日生成胆红素 340～510μmol/L，平均425μmol/L，其中80%～85%来自循环中衰老红细胞。除衰老红细胞来源外，余下的部分（15%～20%）胆红素来自骨髓和肝脏，称旁路性胆红素。正常情况下，胆红素进入与离开血循环保持动态平衡，故血中胆红素浓度保持相对恒定。

黄疸的发生机理复杂，按病理生理与胆红素的性质及代谢，其发生与下列因素有关。

（一）生成过多

大量红细胞破坏，生成多量的非结合型胆红素超过了肝本身对它的摄取、结合和排泄的能力，使血内非结合型胆红素增高。

（二）摄取障碍

白蛋白转移 γ 蛋白过程有障碍是发生体质性肝功能不全的原因。游离胆红素转移至肝细胞的速度取决于血内白蛋白浓度和肝细胞内 γ 蛋白的含量。

（三）结合障碍

是指肝细胞内转运至内质网的微粒体过程发生障碍。

（四）摄取、结合和排泌的全过程障碍

见于肝细胞病变，其血内非结合型和结合型胆红素均有增高，前者反映摄取与结合障碍，后者反映排泌障碍。

（五）排泌障碍

发生于肝细胞及主要胆管的任一部位有排泌障碍，在肝细胞和小胆管水平的有肝内胆瘀，在肝外胆管的肝外胆瘀，两者的病因、病理和病程都有所区别。

以上黄疸发生机理，可单一或综合发生，其结果是造成血清总胆红素增高。

黄疸的病理生理与胆红素的性质分类，见表 5-1。

表 5-1　黄疸的病理生理与胆红素的性质分类表

| 主要是血内非结合胆红素增高 | | 主要是血内结合胆红素增高 |
|---|---|---|
| 生成过多 | | 肝内转运障碍 |
| 慢性溶血 | 血红蛋白或红细胞膜异常 | 慢性特发性黄疸 |
| 急性溶血 | 红细胞损伤、药物或免疫性 | 伴肝内色素沉着（Dubin - Johnson 综合征） |
| | | 不伴肝内色素沉着（Rotor 综合征） |
| 肝摄取障碍 | 白蛋白转移至和胆红素结合的 γ 蛋白的障碍 | 肝摄取、结合、排泄障碍 |
| | | 肝细胞疾病 |
| | 体质性肝功能不全（Gilbert 综合征） | 巨细胞性肝炎、病毒性肝炎、肝硬变、药物性肝病 |
| | 药物、胆囊造影剂、黄绵马酸 | 排泄障碍 |
| 结合障碍 | 葡萄糖醛酸移换酶缺乏不能被诱导 | 肝内胆汁瘀积（包括肝内胆管梗阻） |
| | Crigler - Najjar 综合征 I 型能被诱导 | 肝外胆汁瘀积（肝外胆管梗阻） |
| | | 完全性　胆道闭锁、胆管肿瘤 |
| | Crigler - Najjar 综合征 II 型 | 不完全性　胆管结石、狭窄 |
| 不足 | 体质性肝功能不全 | |
| 未成熟 | 新生儿生理性黄疸 | |
| 受抑制 | Lucey-Driscoll 综合征 | |

# 第三节　黄疸病因分类

## 一、黄疸按病因分类

（一）溶血性黄疸

（二）肝细胞性黄疸

（三）胆汁瘀积性黄疸

（四）先天性非溶血性黄疸

## 二、黄疸按胆红素性质分类

### （一）结合型胆红素增高的病因分类

结合型胆红素增高的病因分类，见表5-2。

表5-2 结合型胆红素增高的病因分类表

| | |
|---|---|
| 一、肝细胞损害 | （二）复发性肝内胆汁瘀积 |
| （一）急性肝炎 | 1. 良性复发性（家族性）肝 |
| 1. 病毒性肝炎 | 内胆汁瘀积 |
| ①甲、戊型肝炎 | 2. 妊娠性复发性肝内胆汁 |
| ②乙、丙、丁型肝炎 | 瘀积 |
| ③水痘性肝炎 | （三）慢性肝内胆汁瘀积 |
| ④Gregg 综合征 | 1. 原发性胆汁性肝硬变 |
| ⑤Coxsackie 病毒肝炎 | 2. 慢性药物性肝内胆汁瘀积 |
| ⑥腺病毒肝炎 | 3. 原发性硬化性胆管炎 |
| ⑦传染性单核细胞增多症 | 4. 继发性化脓性胆管炎 |
| ⑧巨细胞病毒肝炎 | 5. 幼年性小叶间胆管形成不 |
| 2. 细菌感染伴肝炎 | 全症 |
| 3. 先天性梅毒 | （四）乳儿期肝内胆汁瘀积 |
| 4. 弓形体病 | 1. 新生儿肝炎 |
| （二）自身免疫性肝炎 | 2. Byler 综合征 |
| （三）慢性肝炎和肝硬变 | 3. 肝内胆管闭塞症 |
| （四）心源性黄疸 | 四、肝外胆汁瘀积 |
| （五）甲状腺功能亢进并黄疸 | （一）炎症性 |
| （六）钩端螺旋体病 | 1. 急性胆囊炎、胆石症 |
| 二、肝细胞毛细胆管排泄障碍 | 2. Mirizzi 综合征 |
| （一）Dubin-Johnson 综合征 | 3. 胰腺炎、胰腺囊肿 |
| （二）Rotor 综合征 * | 4. 良性胆道狭窄（术后、外 |
| 三、肝内胆汁瘀积 | 伤） |
| （一）急性肝内胆汁瘀积 | （二）肿瘤性 |
| 1. 药物性 | 1. 胆囊癌、胆管癌 |
| 2. 病毒性 | 2. Vater 壶腹癌 |

\* 注：近年来认为 Rotor 综合征还涉及肝脏对胆红素的摄取障碍

第五章 从巩膜黄染看全身性疾病

| | |
|---|---|
| 3. 十二指肠癌 | 2. 先天性胆道扩张症 |
| 4. 胰癌 | （四）其他 |
| 5. 胆管周围淋巴结肿大 | 1. 十二指肠憩室 |
| ①癌转移 | 2. 肝吸虫病 |
| ②Hodgkin 病 | 3. 蓝氏鞭毛虫病 |
| ③白血病 | 4. 肠蛔虫症 |
| ④淋巴肉芽肿 | 5. 胃、十二指肠动脉瘤 |
| 6. 肝肿瘤 | 五、先天性代谢障碍非溶血性 |
| ①肝癌（原发性、转移 | 黄疸 |
| 性） | （一）半乳糖血症 |
| ②肝良性肿瘤 | （二）酪氨酸代谢紊乱症 |
| （三）先天性 | （三）$\alpha_1$-抗胰蛋白酶缺乏症 |
| 1. 先天性胆管闭锁症 | （四）果糖血症 |

## （二）非结合型胆红素增高

非结合型胆红素增高的病因分类，见表5-3。

**表5-3 非结合型胆红素增高的病因分类表**

| | |
|---|---|
| 一、胆红素生成增加 | 1. 原发性早期高胆红素血症 |
| （一）溶血性黄疸 | 2. 先天性骨髓性卟啉病 |
| 1. 新生儿溶血性黄疸（血型不合、妊娠） | 二、肝对胆红素处理功能障碍 |
| | （一）结合酶低下 |
| 2. 遗传性血红蛋白异常症 | 1. 新生儿高胆红素血症 |
| ①镰状细胞性贫血 | 2. 肝未成熟迁延性新生儿黄疸 |
| ②地中海性贫血 | |
| 3. 红细胞膜异常 | 3. Crigler-Najjar 综合征（Ⅰ型与Ⅱ型） |
| ①遗传性球形红细胞增多症 | |
| ②遗传性椭圆形红细胞增多症 | （二）结合障碍 |
| | 1. 哺乳性黄疸 |
| 4. 先天性红细胞酶异常 | 2. Lucey-Driscoll 综合征 |
| ①胆红素酸、女性酶（gynase）缺乏症 | （三）肝细胞摄取或运输障碍 |
| | 1. Gillbert 综合征 |
| ②葡萄糖-6-磷酸脱氢酶缺乏症（-6-PD） | 2. 先天性甲腺功能低下症 |
| | （四）消化管狭窄或闭锁 |
| （二）早期胆红素增加 | 先天性幽门狭窄症等 |

（三）影响结合型与非结合型胆红素的因素

见表5-4。

表5-4　影响结合型与非结合型胆红素的因素表

|  | 结合型胆红素 | 非结合型胆红素 |
|---|---|---|
| 增加 | 1. 固化类固醇<br>2. 雌激素<br>3. 口服避孕<br>4. 妊娠<br>5. 月经期<br>6. 肾衰竭<br>7. 休克<br>8. 感染<br>9. 饮酒<br>10. 溶血 | 1. 饥饿<br>2. 运动<br>3. 饮酒<br>4. 胆囊造影剂<br>5. 妊娠<br>6. 雌激素<br>7. 口服避孕药<br>8. 试管内有水蒸气或水所致溶血 |
| 减低 | 1. 氢化可的松<br>2. 手术解除胆管梗阻<br>3. 苯巴比妥 | 1. 氢化可的松<br>2. 磺胺<br>3. 苯巴比妥<br>4. 滴滴涕<br>5. 蓝色光线<br>6. 紫外线<br>7. 消胆安 |

# 第四节　黄疸的临床诊断思维

## 一、病史询问要点

### （一）年龄和性别

1. 新生儿最常见的是生理性黄疸。

2. 幼儿或儿童黄疸多为先天性，如先天性肝内胆管节段性扩张、先天性胆总管囊肿、先天性非溶血性胆红素血症等。

3. 成年人以病毒性肝炎为多见（但乙型病毒性肝炎可见于任何年龄），30 岁以后女性胆囊结石症，男性肝内结石发病增高，40 岁上肝癌、肝硬变较多见。

4. 胆囊结石、胆囊癌、原发性胆汁性肝硬变女性多见；肝内胆管结石、肝管癌、原发性肝癌和胰腺癌好发于男性。

（二）接触史

1. 接触肝毒性化学品（如四氯化碳、硝基苯、溴甲烷、有机汞、五氯酚钠、磷、砷、四氯化烷、棉子等）或服用某些损肝药物（如利福平、异烟肼、氯丙嗪、巴比妥类、降糖灵、对乙酰胺基酚、甲基睾丸素等）易引起中毒性肝病。

2. 医务人员和透析病房工作人员易传染乙型肝炎。

3. 流行区的水田农民、沟渠工人、战士、矿工、易染钩端螺旋体病。

4. 接受不洁注射器或血制品 6 个月内有可能感染非甲非乙型或乙型肝炎，2 周内的有甲型肝炎。

5. 长期酗酒易致肝硬变和脂肪肝。

6. 嗜食鱼生粥易患华支睾吸虫病；食未煮透的毛蚶、蚬子、蛏子易染甲型肝炎或甲型 Salmon 菌感染。

7. 长期乏食低蛋白易患营养性肝病和肝内胆管、胆红素结石。

8. 接触病毒性肝炎患者，同性恋或嫖娼者易得病毒性肝炎。

（三）妊娠与手术史

1. 妊娠期黄疸多见于病毒性肝炎、妊娠期复发性黄疸、胆管结石，也可见于严重妊高症和急性妊娠脂肪肝。

2. 胆囊切除或总胆管探查后发生间歇性黄疸，应想到总胆管狭窄或残余结石之可能。

3. 手术时输血或血制品间隔6周~6个月，应想到有血清性肝炎之可能，如手术切除恶性肿瘤在半年内发生黄疸者仍有可能为血清性肝炎，但如手术后2~3年，应考虑肿瘤复发。

4. 术后3~4年后出现黄疸应考虑与肿瘤不相关疾病。

## 二、体格检查重点

### （一）巩膜黄疸色泽

黄疸在结膜和巩膜最先出现，但巩膜黄染消逝较慢，巩膜黄疸的色泽具有高度鉴别价值。

1. 溶血性黄疸巩膜呈柠檬色。

2. 先天性非溶血性黄疸巩膜呈浅黄色。

3. 肝细胞性黄疸巩膜呈金黄色。

4. 胆瘀性黄疸巩膜呈黄绿色。

5. 原发性肝汁性肝硬变巩膜呈深绿色或绿褐色。

### （二）皮肤改变

1. 急性和亚急性大块性肝坏死后期皮肤可呈橘黄色。

2. 溶血性黄疸皮肤呈柠檬色。

3. 胆瘀性黄疸可出现皮肤瘙痒抓痕，色素沉着及眼睑黄色瘤。

4. 中医的阳黄是指皮肤黄而有光泽，阴黄是指皮肤暗黄而无光泽。

5. 肝硬变可出现色素沉着、肝掌、蜘蛛痣、面部毛细血管扩张。

### （三）黄疸的起病方式和持续时间

1. 黄疸发生前伴有乏力和消化道症状强烈提示病毒性肝炎。

2. 黄疸起病隐袭并进行性加深伴有消瘦，多为癌性胆管梗阻。

3. 波动性黄疸常见于壶腹癌，其息肉样病变质比较软，可引起不完全性胆管梗阻。黄疸波动幅度大，突然显著加深或消减是胆总管结石的特点。

4. 胰头癌黄疸持续一般不超过半年，胆管癌黄疸可迁延一年以上，甚至可一度减轻。

5. 原发性胆汁性硬化的黄疸可持续或波动数年至10余年。

**（四）尿色度**

1. 尿深黄或近橘黄色见于肝内、肝外胆瘀和重症肝细胞性黄疸。

2. 红茶色、油色、葡萄酒色为溶血所致的血红蛋白尿。

**（五）陶土色粪便**

是胆瘀性黄疸的特征，其持续时间对黄疸的鉴别诊断具有价值。

1. 结石性胆管梗阻多为间歇性。

2. 癌肿性胆管梗阻可持续数周至数月。

3. 急性胆瘀型病毒性肝炎可持续7~10天。

4. 磺胺引起的药物性肝病可持续3~4周。

提示：黄疸件陶土色粪便提示胆管完全梗阻，如果完全性胆管梗阻伴重度黄疸时，粪便外观为黄色，这是肠黏膜黄染、体液黄染的结果，此时，粪便黄色仅在表面，粪便内仍为陶土色。

**（六）伴随症状**

对黄疸病人了解及认识伴随症状对诊断有重要意义，见表5-5。

### 表 5-5 黄疸的伴随症状对病因的判断表

| 伴随症状 | 提示病因 |
|---|---|
| 黄疸伴发热 | 1. 提示与感染有关的疾病,如急性胆管炎、化脓性门静脉炎、肝脓肿、钩端螺旋体病、败血症、大叶性肺炎。<br>2. 病毒性肝炎或急性溶血可先有高热而后出现黄疸。<br>3. 亦可见于某些自身免疫性疾病,且常为慢性病程,长期发热,轻度黄疸。 |
| 黄疸伴上腹剧痛 | 1. 右上腹剧痛可见于胆管结石,胆道蛔虫症、肝脓肿。<br>2. 右上腹剧痛、寒战、高热、黄疸为 charcot 三联征,提示为急性化脓性胆管炎。<br>3. 持续性右上腹钝痛或胀痛,可见于病毒性肝炎、肝脓肿或原发性肝癌。 |
| 黄疸件肝肿大 | 1. 轻度至中度肝肿大,质地软或中等硬度且表面光滑者,见于病毒性肝炎、急性胆道感染或胆道阻塞。<br>2. 肝脏明显肿大,质地坚硬,表面凹凸不平有结节者,见于原发性或继发性肝癌。<br>3. 肝肿大不明显,而质地较硬边缘不整,表面有小结节者,见于肝硬变。 |
| 黄疸件脾肿大 | 1. 脾脏中度或显著肿大,常见于门脉性、胆汁性或脾静脉血栓形成件的门静脉高压症;亦可见于恶性组织细胞增生症、Hodgkin 病、血色病、粟粒性结核、先天性溶血性贫血。<br>2. 脾脏轻度肿大,或肝脾肿大,常见于急性传染病,如急性病毒性肝炎、钩端螺旋体病、疟疾等。 |

第五章　从巩膜黄染看全身性疾病

| 伴随症状 | 提示病因 |
|---|---|
| 黄疸伴胆囊肿大 | 1. 提示总胆管下端梗阻，多见于胰头癌、乏特壶腹癌、总胆管癌，胆石症。<br>2. 胆总管癌、壶腹癌的胆囊肿大，表面平滑，可移动，无压痛，即 Courvoisier 征。<br>3. 胆囊癌及胆囊底部巨大结石，其肿大的胆囊坚硬而不规则，高低不平。<br>4. 胆囊增大不伴黄疸可以是胆囊管结石，或总胆管结石伴不完全性胆管梗阻。 |
| 黄疸伴消化道出血 | 可见于肝硬变、重症肝炎、乏特壶腹癌、胆道出血（周期性腹痛、发热、黄疸、消化道出血）。 |
| 黄疸伴腹水 | 见于重症肝炎、肝硬变失代偿、肝癌、肝静脉阻塞。 |

## 三、必要的辅助检查

### （一）血常规及网织红细胞

溶血性黄疸时可有贫血及网织红细胞增多。

### （二）肝功能检查

1. 尿二胆试验的临床意义，见表 5-6。

**表 5-6　尿二胆试验的临床意义表**

|  | 正常人 | 溶血性 | 肝细胞性 | 胆瘀性 | 阻塞性 | |
|---|---|---|---|---|---|---|
|  |  |  |  |  | 完全性 | 不完全性 |
| 尿胆红素 | - | - | + | ++ | +++ | + |
| 尿胆原 | -/± | +++ | + | - | - | + |

2. 三种黄疸实验室检查的区别，见表 5-7。

表 5-7　三种黄疸实验检查的区别表

| 项　目 | 溶血性 | 肝细胞性 | 肝瘀性 |
|---|---|---|---|
| TB | 增高<br>（<85μmol/L） | 增高<br>（<170μmol/L） | 增高<br>（>170μmol/L） |
| UCB | 明显增高 | 中度增高 | 增高 |
| CB | 正常 | 中度增高 | 明显增高 |
| CB/TB | <15%~20% | <30%~40% | >50%~60% |
| 尿胆红素 | - | + | ++ |
| 尿胆原 | +++ | + | - |
| ALT、AST | 正常 | 明显增高 | 增高 |
| ALP | 正常 | 增高 | 明显增高 |
| r-GT | 正常 | 增高 | 明显增高 |
| 胆固醇 | 正常 | 不定 | 明显增高 |
| 血浆蛋白 | 正常 | A 降低，G 升高 | 正常 |
| 凝血酶时间 | 正常 | 延长 | 延长 |

3. 黄疸的血清胆红素与尿胆红素尿胆原变化的临床意义，见表 5-8。

表 5-8　黄疸时血清胆红素与尿胆红素、
尿胆原变化的临床意义表

| | 胆红素 | | | 尿胆原 | 临床意义 |
|---|---|---|---|---|---|
| | 血清结合型胆红素 | 血清非结合型胆红素 | 尿 | 尿 | |
| 胆红素来源过多溶血 | → | ↑ | - | ↑ | 结合型胆红素/总胆红素<20%<br>红细胞寿命缩短 |

第五章　从巩膜黄染看全身性疾病

| | 胆红素 | | | 尿胆原 | 临床意义 |
|---|---|---|---|---|---|
| | 血清结合型胆红素 | 血清非结合型胆红素 | 尿 | 尿 | |
| 旁路性高胆红素血症 | → | ↑ | − | ↑ | 结合型胆红素/总胆红素<20%<br>红细胞寿命正常 |
| 胆红素摄取障碍 Gilbert 综合征 | → | ↑ | − | → | 结合型胆红素/总胆红素<20% |
| 肝炎后高胆红素血症 | → | ↑ | − | → | |
| 胆红素结合障碍<br>新生儿生理性黄疸 | → | ↑ | − | ↓ | |
| Crigler-Najjar 综合征 | →~↓ | ↑↑ | − | ↓ | |
| Lucey-Driscoll 综合征 | →~↓ | ↑↑ | − | ↓ | |
| 胆红素排泄障碍<br>肝细胞坏死、变性* | ↑~↑↑ | ↑ | + | ↑ | 结合型胆红素/总胆红素>40% |
| Dubin-Jahuson 综合征 | ↑ | ↑ | + | → | 肝脏黑色素沉着 |
| Rotor 综合征 | ↑ | ↑ | → | + | 尿中粪卟啉排泄总量明显增多 |
| Berthelot 综合征 | ↑ | ↑ | + | → | |
| 肝内胆汁瘀滞 | ↑~↑↑ | ↑ | + | ↓ | 结合型胆红素/总胆红素>60% |
| 肝外机械性梗阻部分性 | ↑ | ↑ | + | ↓ | |
| 完全性 | ↑↑ | ↑ | + | − | |

注：*肝细胞坏死、变性引起的黄疸一般涉及胆红素代谢的各个环节。

## （三）B 型超声检查

对肝的大小、形态、肝内有无占位性病变、胆囊大小及胆道系统有无结石与扩张，脾有无肿大与胰腺有无病变的诊断有较大帮助。

**（四）应选择做的检查**

1. 疑为溶血性黄疸者：应做尿潜血，尿含铁血黄素，Coombs 试验，Ham 试验，骨髓检查。

2. 疑为肝细胞性黄疸者：应行肝炎病毒标志物、免疫球蛋白、甲胎蛋白检查，必要时行自身抗体测定、肝活组织检查。

3. CT/MR1 检查：对显示肝、胆、胰等病变及对鉴别引起黄疸的病因有帮助，MR1 对肝的良恶性肿瘤的鉴别优于 CT，亦可用以鉴别代谢性、炎症性肝病。

4. 经十二指肠镜逆行胰胆管造影（ERCP）：适用于无胆管扩张和十二指肠壶腹，胰腺和镜位胆管病变者。通过内镜可直接观察壶腹区与乳头有无病变，可经造影区别肝内或胆管阻塞的部位。ERCP 诊断胆管梗阻的敏感性为 89%~98%，特异性为 89%~100%。

5. 经皮肝穿刺胆管造影（PTC）：适用于有胆管扩张和怀疑高位胆管梗阻者，能清楚地显示整个胆管系统，可区分肝外胆管阻塞及肝内胆汁瘀积性黄疸，并对胆管的阻塞部位、程度、范围有所了解，诊断胆管梗阻的敏感性为 98%，特异性为 100%。

6. 肝活组织检查：急性黄疸很少需作肝穿刺来协助诊断，肝穿刺常用于持续性黄疸而怀疑肝内胆汁瘀积或其他弥漫性肝病，如慢性肝炎、早期肝硬变，对先天性非溶血性黄疸的诊断一般均需作肝活检后才能确定。

## 四、诊断提示

黄疸的诊断与思维程序是：确定是否为黄疸→是何种类型黄疸→如为胆瘀性黄疸应鉴别是肝内性还是肝外性→确定

黄疸的病因。

## （一）是否有黄疸

黄疸是否存在，必须以血清胆红素的检验值为准，凡血清胆红素>17μmol/L者均应认为有黄疸。

皮肤、黏膜发黄不一定是黄疸，也可能是摄入大量含胡萝卜素的食物，如胡萝卜、橘柑、南瓜、木瓜、西红柿、菠菜等所致的胡萝卜素血症，虽表现为全身发黄，但以手掌、足跖黄染最为显著。也可见于药物（阿的平、新霉素），阿的平的黄染在两眼角膜缘与巩膜暴露部位最显，而真性黄疸在结膜窟窿处最显。风沙，暴晒或老年人两内眦可有黄色斑。

仅有巩膜黄染而血清胆红素正常者，不能诊断为"黄疸"，可能是疾病恢复期的病人，或者巩膜脂肪过多色素沉积的正常人。

皮肤、黏膜发黄，不一定不是黄疸（隐性黄疸），此时血清胆红素>17.1μmol/L，<34.2μmol/L，肉眼不易觉察，必称亚临床黄疸，无任何症状的隐性黄疸只是少数。

## （二）是何种类型黄疸

### 1. 溶血性黄疸

凡能引起红细胞破坏而产生溶血现象的疾病，都能发生溶血性黄疸。

临床特点：

（1）可有与溶血相关的病史：如输血、特殊药物、感染及溶血家族史等。

（2）急性溶血或溶血现象时起病急，出现剧烈溶血反应，如寒战、高热、呕吐、腰痛、血红蛋白尿（尿呈酱油色或茶色），尿潜血试验阳性，不同程度贫血。慢性溶血时多见于先天性，常伴肝脏肿大、贫血、尿含铁血黄素阳性。

（3）巩膜邮轻度黄疸，呈浅柠檬色。

（4）皮肤无瘙痒。

（5）血清总胆红素增高，一般不超过 85.5μmol/L，以非结合型胆红素增高为主，占 80% 以上。

（6）尿中尿胆原增加而无尿胆红素。

（7）外周血网织红细胞增多，骨髓增生活跃，有核红细胞系列增生旺盛。

（8）遗传性球形红细胞增多时红细胞脆性试验增加，地中海贫血时脆性降低，自身免疫性溶血时 Coombs 试验阳性。

2. 肝细胞性黄疸

因各种肝病使肝细胞广泛受损而引起的黄疸。

临床特点：

（1）肝病本身表现，如急性肝炎可有发热、纳差、肝区痛等表现。慢性肝病可有肝掌、蜘蛛痣、脾大或腹水等。

（2）皮肤、巩膜呈浅黄至金黄色。

（3）血清总胆红素升高，以结合型胆红素升高为主。

（4）尿中胆红素阳性，尿胆原阳性。

（5）ALT、AST 增高。

（6）病毒性肝炎时血中肝炎病毒标记物阳性，原发性胆汁性肝硬变时线粒体抗体阳性，原发性肝癌时血清甲胎蛋白阳性等对诊断有重要参考价值。

（7）肝活组织检查对弥漫性肝病的诊断有重要价值。除光镜检查外还可行电镜、免疫组织原位杂交、免疫荧光等检查，有利于肝病的诊断。

3. 胆汁瘀积性黄疸

根据引起胆瘀的部位，可分为肝外阻塞、肝内阻塞和肝内胆汁瘀积三种。

临床特点：

（1）肝外梗阻者，可有原发病临床表现，胆石症、胆管炎黄疸来去迅速，胰头癌及壶腹周围癌黄疸常进行性加重。

（2）皮肤、巩膜在肝内胆瘀须大多数呈金黄色，在肝外胆瘀积则呈黄绿、深绿或绿褐色。

（3）皮肤瘙痒显著，常出现在黄疸之前，可能与血中胆盐刺激皮肤神经末梢有关。

（4）胆红素浓度逐渐升高，可 $>510\mu mol/L$，以结合胆红素升高为主，占总胆红素的 $60\% \sim 80\%$。

（5）尿胆红素阳性，尿胆原减少或消失。

（6）粪便呈浅灰色或陶土色。

（7）血清 ALP，$\gamma$-GT 明显增高，血清胆汁酸、胆固醇可升高，长期梗阻者可使 ALT、AST 升高及白蛋白下降。

（8）B超检查在肝内胆瘀时，可见肝内、肝外胆管不扩张，无胆囊肿大，反之则为肝外性。

**（三）若为胆汁瘀积性黄疸，应鉴别是肝内性还是肝外性**

1. 做肝胆B超或腹部CT/BR1：鉴别肝内还是肝外胆瘀性黄疸，最简单而准确的手段是肝胆B超和腹部CT/MR1。总胆管或肝内胆管扩张者为肝外性，反之，则为肝内性。

2. 苯巴比妥试验：苯巴比妥试验对鉴别肝内外胆瘀性黄疸有重要价值，方法是口服苯巴比妥60mg，每日3次，连续 $1\sim2$ 周。其机制是苯巴比妥为药酶诱导剂，可诱导肝细胞内葡萄糖醛酸转移酶活性，促使肝细胞内结合胆红素从细胞内排至细胞外，使黄疸消退，它对鉴别体质性肝功能不全、肝炎后胆红素血症和轻度肝内胆汁瘀积有价值。

3. 肾上腺皮质激素试验：方法是口服泼尼松10mg，每日3次，持续 $4\sim7$ 天，服药前后测血清胆红素浓度，如较使用前降低50%以上为阳性结果。诸如胆管结石伴炎症、原发性硬化性胆管炎、胆瘀型病毒性肝炎、过敏类药物性肝病所致的黄疸均可为阳性。目前认为，该试验对鉴别肝内抑或肝外胆瘀性黄疸的价值不大。

　　附：几种常见黄疸的临床鉴别，见表5-9。

### 表5-9　几种常见黄疸的临床鉴别表

| | 溶血性 | 肝细胞性 | 肝内胆瘀性 | 梗阻性 | |
|---|---|---|---|---|---|
| | | | | 结石 | 癌肿 |
| 年龄性别 | 儿童、青年多见，性别无差异 | <30岁急性肝炎多见，>30岁肝硬变多见 | 中青年多见，性别无差异 | 中年女性多见，尤其肥胖者 | 中、老年男性多见 |
| 病史特点 | 家族史，类似发作史，急性发病有溶血因素可查 | 肝炎接触史、输血、损肝药物及酗酒史 | 肝炎接触，免疫损伤，妊娠，损肝药物史 | 类似发作史（腹痛和/或黄疸） | 短期内消瘦，体力减退 |
| 黄疸情况 | 急性溶血或有时可有深度黄疸，慢性少量溶血不一定都有黄疸 | 轻重不一，急性肝炎时多短暂 | 急起或缓起持续时间较长 | 黄疸急起，多在腹痛后出现，历时短暂，可波动 | 黄疸缓起，呈进行性加深 |
| 瘙痒 | 无 | 无或一过性 | 有 | 可有 | 常有 |
| 腹痛 | 急性大量溶血时有，可累及腰部 | 多无 | 可有肝区隐痛 | 较剧，常呈绞痛 | 持续性隐痛 |
| 陶土色粪 | 无 | 无 | 持续<1周 | 偶见 | 持续>10天 |

| | 溶血性 | 肝细胞性 | 肝内胆瘀性 | 梗阻性 | |
| --- | --- | --- | --- | --- | --- |
| | | | | 结石 | 癌肿 |
| 肝脏情况 | 可稍大、软，无压痛 | 肝肿大，急性肝炎时质软，明显压痛，慢性时质硬，压痛不明显 | 肝有时肿大，无压痛 | 多不肿大 | 肝肿大，压痛不明显 |
| 脾脏情况 | 肿大 | 急性时短暂肿大，肝硬变时明显肿大 | 可肿大 | 不肿大 | 一般不肿大 |
| 特殊诊断技术 | 血液学检查（血片、骨髓片），溶血试验 | 肝功能、血清酶学、病毒标记物、相关抗体检查，必要时肝活检 | 肝功能、血清酶学、抗毒标记物，相关抗体检查，必要时肝活检 | B超、CT/MR1、PTC/ERCP | B超、CT/MR1、PTC/ERCP |
| 苯巴比妥试验 | 无效 | 无效 | 有效 | 无效 | 无效 |
| 皮质激素试验 | 免疫性溶血有效 | 可能有效 | 可能有效 | 无效 | 无效 |

肝内胆汁瘀积与肝外胆汁瘀积的鉴别，见表5-10。

表5-10　肝内胆汁瘀积与肝外胆汁瘀积的鉴别表

| | 胆内胆汁瘀积 | 肝外胆汁瘀积 |
| --- | --- | --- |
| 病史 | 肝炎、药物，妊娠 | 肝外胆道结石、肿瘤 |

| | | 胆内胆汁瘀积 | 肝外胆汁瘀积 |
|---|---|---|---|
| 症状特点 | | 常用肝炎样表现，全身症状与黄疸程度不一，黄疸出现后症状缓解 | 常有发热、腹痛，黄疸出现后症状加重 |
| 肝肿大 | | 多有肝大，触痛 | 轻或无 |
| 脾肿大 | | 可有 | 无 |
| 胆囊 | | 无肿大 | 肿大，可触及 |
| 血白细胞数 | | 正常 | 常增加 |
| 血沉 | | 正常 | 增快 |
| 肝细胞损伤型酶谱* | | 轻~中度异常 | 正常~轻度异常 |
| 胆汁瘀积型酶谱** | | 明显异常 | 明显异常 |
| PT对维生素K反应 | | 无变化 | 恢复正常 |
| B超声像 | | 肝脏肿大，波型异常 | 胆囊增大，胆内胆小管扩张 |
| ERCP | 肝外胆管梗阻 | − | + |
| | 肝外胆管扩大 | − | + |
| | 肝内胆管球状变化 | − | + |
| 肝活检 | 门脉区水肿 | − | + |
| | 胆汁性坏死 | − | + |
| | 肝细胞破坏 | + | ± |
| | 胆管扩张 | − | + |
| | Glisson鞘嗜中性粒细胞浸润 | − | + |
| | 毛细胆管增生 | + | − |
| | 肝小叶中心坏死 | + | − |
| | Glisson鞘嗜酸粒细胞浸润 | + | − |
| 激素消黄试验 | | 瘀胆型肝炎有效 | 无效 |
| 巴比妥治疗试验 | | 药源性肝内胆汁瘀积有效 | 无效 |

注：*肝细胞损伤型酶谱：包括 ALT、AST、ADA

**胆汁瘀积型酶谱：包括 ALP、ALP 同功酶、γ-GT、5'-NT、LP-X

第五章　从巩膜黄染看全身性疾病

黄疸的诊断程序，见图 5-1。

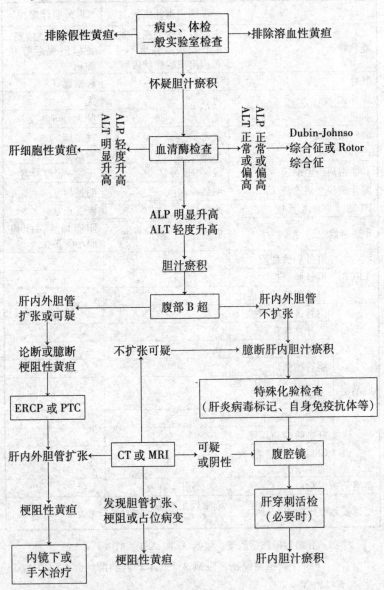

图 5-1　黄疸的诊断程序图

#### （四）确定黄疸的病因

黄疸患者应首先确定高胆红素血症类型，再确定黄疸的病因，肝细胞性黄疸与肝内梗阻性黄疸的区别最为困难，一般认为从临床、实验室等多项检查手段入手，认真分析，95%的疾病可获准确诊断，但仍有约50%的患者虽经各科诊断性检查，包括剖腹检查，仍难以做出精确诊断，有时作病理解剖才能确诊。

# 第五节　黄疸症临床疾病的鉴别诊断

## 一、肝细胞性黄疸

### （一）病毒性肝炎

1. 甲型病毒性肝炎

甲型病毒性肝炎（简称甲型肝炎），是一种由甲型肝炎病毒（hepatitis A virue，HAV）引起的急性肠道传染病。以食欲减退、恶心、呕吐、疲乏、黄疸、肝肿大及肝功异常为临床特征。无症状感染者也甚多见。本病主要传播途径是粪-口，日常生活接触是散发性疾病的主要形式，食入被HAV污染的水和食物是暴发性流行的主要传播方式。甲型肝炎患者和隐性感染者是该病主要传染源。黄疸出现前2~3周和黄疸出现后1周内是该病的传染期。

甲型肝炎的病理改变主要为肝细胞点状坏死、变性和炎性渗出，少数有胆汁瘀积表现。

甲型肝炎病程呈自限性，无慢性化，患者多于3个月内康复，孕妇患甲型肝炎不会传染给胎儿，病后免疫一般认为可持续终生，病死率<0.1%，预后良好。

诊断要点：

（1）流行病学资料

①发病前有进食未煮熟的海产品史。

②有与甲型肝炎患者密切接触史。

③HAV 感染的潜伏期为 15～45 日，平均 30 日。

④既往无肝炎病史。

（2）临床表现

①起病急，前驱期可有畏寒、发热、咽痛等上呼吸道症状，类似感冒，继而出现明显厌食、乏力、恶心、呕吐、腹痛、腹泻等消化道症状。

②黄疸，约 80% 病人肝脏肿大，轻度压痛，约 10% 病人可有轻度脾肿大。

（3）实验室检查

①尿液检查：尿胆红素及尿胆原均增加。

②肝功能检查：血清总胆红素和结合胆红素增高，ALT、AST 明显增高。

③血清学检查：血清中抗 HAV-IgM 抗体阳性或急性期和恢复期双份血清 HAV-IgM 抗体有 4 倍以上升高。

④瘀胆型患者可有胆固醇和碱性磷酸酶升高。

2. 乙型病毒性肝炎

乙型病毒性肝炎（简称乙型肝炎）是由乙型肝炎病毒（hepatitis virus HBV）引起的，主要通过血液途径传播的肝脏疾病。由于受病毒因素（入侵 HBV 量的多少、HBV 复制能力的高低、是否为免疫逃逸株等）、宿主因素（受染时的年龄、易感或桔抗基因多态性、对 HBV 免疫力等），环境因素（酗酒、合并 HCV 或 HIV 感染等）影响，HBV 感染后可出现不同的结局或临床类型。

乙型病毒性肝炎的传播途径包括：输血传播、母婴传播、性传播、密切生活接触传播，医源性传播等，在 HBV 感染者的血液、唾液、羊水、精液、阴道分泌物、乳汁、泪液及尿液中均可检出 HBV。

乙型病毒性肝炎传播途径：

（1）输血传播：输入被 HBV 污染的血液和血制品可引起 HBV 的传播。

（2）母婴传播：HBsAg 和 HBeAg 双阳性或仅有 HBsAg 阳性的母亲所生婴儿，如不接种乙肝疫苗，将分别有 90%～95% 及 25%～40% 成为 HBsAg 携带者，这些婴儿多数是在产时 80%～85%，产后 10%～15% 或宫内 5%～10%，被母亲体内的 HBV 所感染。国内的慢性 HBsAg 携带者中，约 40% 是通过母婴传播所致。

（3）性传播：HBV 可以经性接触传播。

（4）密切生活接触传播：HBV 感染病人可通过日常生活密切接触传播给家庭成员，含病毒的分泌物可经破损的皮肤和黏膜而感染，至于经粪-口传播则不十分重要。

（5）医源性传播：使用未经严格消毒的针头，被 HBV 污染的医疗器械，如手术和拔牙器械、注射器、采血针、针灸针、内镜、纹身等均可引起 HBV 传播。

乙型肝炎的病理改变可因其临床类型不同而异。急性乙型肝炎为全小叶病变，主要表现为肝细胞肿胀、水肿变性及气球样变、嗜酸性变、嗜酸性小体形成、肝小叶内有散在点状及灶性坏死，同时有肝细胞再生、肝窦内巨噬细胞增生。急性重型肝炎的病理改变为肝细胞呈大块或亚大块坏死，坏死面积可达肝实质的 2/3 以上。亚急性重型肝炎的病理改变为肝实质内有新旧不一的亚大块坏死，伴有明显的肝细胞再生。慢性乙型肝炎的病理特点，见表 5-11。

表 5-11　慢性乙型肝炎组织学分级分期标准表

| 炎症活动度（G） | | | 纤维化程度（S） | |
|---|---|---|---|---|
| 分级 | 汇管区及周围 | 小叶内 | 分期 | 纤维化程度 |
| 0 | 无炎症 | 无炎症 | 0 | 无 |
| 1 | 小管区炎症 | 变性及少数坏死灶 | 1 | 汇管区扩大，纤维化 |
| 2 | 轻度 PN | 变性、点状、灶性坏死、嗜酸性小体形成 | 2 | 汇管区周围纤维化，纤维间隔形成，小叶结构完整 |
| 3 | 中度 PN | 变性、坏死较重可见 BN | 3 | 纤维间隔形成，小叶结构紊乱，无肝硬变 |
| 4 | 重度 PN | BN 范围广，累及多个小叶，小叶结构失常（多小叶坏死） | 4 | 早期肝硬变或肯定的肝硬变 |

注：PN 指碎屑样坏死；BN 指桥接坏死。

乙型肝炎病毒感染是一个全球性的健康问题。全球有 3.5 亿慢性 HBV 感染者，而在我国却有约 10%～15% 的人群感染 HBV，如果以 13% 作为感染率计算，则 13 亿人口中有 1.7 亿为慢性 HBV 感染者，其中 15%～20% 的患者最终将会死于与 HBV 相关的终末期肝硬变和肝癌。

诊断要点：

（1）流行病学资料：传播方式和途径。

（2）潜伏期：HBV 感染的潜伏期为 30～160 天，平均 60～90 天。

（3）临床类型，见表 5-12。

## 表5-12 乙型肝炎的临床类型及特点表

| 类型 | | 临床特点 |
|---|---|---|
| 急性乙型肝炎 | 急性黄疸型肝炎 | 1. 黄疸前期：可有发热（<1周）、乏力、厌食、恶心、呕吐、类似"感冒"。持续1~2周。<br>2. 黄疸期：皮肤巩膜黄染，尿是浓茶样，肝脏轻度肿大，部分病人脾肿大，黄疸出现后热退，消化道症状减轻，持续2~6周。<br>3. 恢复期：黄疸消退，症状消失，肝脾缩小。<br>整个病程为2~4个月。 |
| | 急性无黄疸型肝炎 | 1. 临床表现与急性黄疸型肝炎相似，但无黄疸，症状较轻。<br>2. 不易早期诊断，病情迁延，可发展为慢性乙型肝炎。 |
| 慢性乙型肝炎 | | 1. 临床症状呈多样性，反复发作。<br>2. 可出现黄疸、肝脾肿大、肝病面容、肝掌、蜘蛛痣、出血倾向。<br>3. 血清胆红素、ALT、AST升高、A/G比例倒置、凝出酶原时间延长、白细胞和血小板减少。 |
| 重型肝炎 | 急性重型肝炎（暴发性肝炎） | 1. 黄疸迅速加深，消化道症状明显，伴出血倾向。<br>2. 病情发展迅速，发病2周内出现肝性脑病。<br>3. 肝浊音界迅速缩小或消失。<br>4. 血清胆红素>171μmol/L，此时若ALT不升高，则称胆酶分离现象。<br>5. 预后差，病程一般不超过3周。 |
| | 亚急性重型肝炎（亚急性肝坏死） | 1. 患者在2~8周内出现重型肝炎临床表现。<br>2. 肝浊音界逐渐缩小。<br>3. 血清胆红素>171μmol/L，凝血酶原活动度<40%。<br>4. 病程后期出现肝性脑病。 |
| | 慢性重型肝炎 | 1. 系指慢性乙型肝炎、肝硬变、慢性HBV携带者出现亚急性重型肝炎的临床表现。<br>2. 预后较前二型重型肝炎差。 |
| 胆汁瘀积型肝炎 | | 1. 临床表现类似急性黄疸型肝炎，但乏力和消化道症状较轻。<br>2. 主要表现为肝内瘀胆，具有肝内瘀胆临床特征。<br>3. 病程常>3周 |

第五章 从巩膜黄染看全身性疾病

(4) 实验室检查

①血尿常规：注意外周血白细胞总数和血小板变化及二胆试验结果。

②肝功能试验：包括血清胆红素、ALT、AST、血清白蛋白，血脂，凝血酶原时间，甲胎蛋白（AFP）、血氨和血浆氨酸谱及肝纤维化标记物的检测，结合病型判断其临床意义。

③血清 HBV 标志物检测，见表 5-13 和 5-14。

**表 5-13　HBV 血清标志物表**

| HBV 血清标记物 | 急性乙型肝炎 | HBV 感染恢复期 | 慢性乙型肝炎 | 非活动性携带者 | 隐匿性乙型肝炎 |
|---|---|---|---|---|---|
| HRsAg | + | − | + | + | − |
| HBsAg | − | + | − | − | −/+ |
| HBcAb | + | + | + | + | −/+ |
| HBeAg | + | − | +/− | − | − |
| HBeAb | − | + | −/+ | + | −/+ |
| HBV DNA | + | − | +，≥$10^5$ 考贝/ml | +，<$10^5$ 考贝/ml | + |

**表 5-14　HBV 血清标物临床意义表**

| 血清标志物 | 临床意义 |
|---|---|
| HBsAg（乙肝病毒表面抗原） | 是 HBV 感染的特异性标志<br>1. 见于急性乙肝潜伏期和急性期。<br>2. 慢性 HBV 感染状态：无症状 HBV 携带者、慢性乙肝、与 HBV 有关的肝硬变和原发性肝癌。 |
| HBsAb（乙肝病毒表面抗体，抗HBs） | 是 HBV 感染恢复的标志<br>1. 不论临床上有无肝炎表现，提示其已得到恢复，并具有对 HBV 的免疫力。<br>2. 注射乙肝疫苗后，必可出现 HBsAg 阳性，提示已获得对 HBV 的特异性免疫。 |

| 血清标志物 | 临床意义 |
|---|---|
| HBcAb（乙肝病毒核心抗体，抗HBc） | 包括 HBcAb IgM 和 HBcAb IgG，但主要是 HBcAb IgG 抗体<br>1. 急性乙肝和慢性乙肝急性发作均可出现 HBcAb IgM 抗体，但急性乙肝的抗体消度较高。<br>2. HBcAb IgM 阳性，HBcAb IgG 阴性，提示为急性乙肝。<br>3. HBcAb IgM 和 HBcAb IgG 均为阳性，提示为慢性乙肝急性发作。 |
| HBeAg（乙肝病毒 e 抗原） | 是乙肝病毒核心抗原成分，阳性常反映 HBV 复制及判断传染性强弱。<br>1. HBcAg 阳性可见于 HBV 感染早期，如持续阳性提示转为慢性。<br>2. 慢性 HBV 感染时，HBeAg 阳性表示肝细胞内 HBV 活动性复制，当 HBV 转阴，伴 HBeAb 转阳，则提示 HBV 复制停止。 |
| HBeAb（乙肝病毒 e 抗体、抗HBe） | HBeAb 阳性是既往感染 HBV 的标志。<br>1. HBeAb 出现于急性乙肝的恢复期，可持续较长时间<br>2. 慢性 HBV 感染时，如 HBcAb 阳性，则 HBeAg 阴性，表示 HBV 无明显活动性复制。 |
| HBV DNA | HBV DNA 是 HBV 复制和传染性的直接标志。<br>1. 血清 HBV DNA 出现于乙肝早期。<br>2. 慢性 HBV 感染者血清中，HBV DNA 可持续阳性。 |

（5）影像学检查：肝脏 B 超、CT/MR1 等检查对早期发现肝癌、肝胆疾病的诊断及鉴别诊断具有重要意义。

（6）肝组织学检查：可了解肝脏炎症和纤维化程度，对抗病毒药物的选择、疗效考核、预后到均具有很大的临床意义，同时也有助于肝脏疾病的鉴别诊断。

3. 丙型病毒性肝炎

丙型病毒性肝炎（简称丙型肝炎），是由丙型肝炎病毒

139

第五章　从巩膜黄染看全身性疾病

（hepatitis Cvirs，HCV）感染引起的肝脏疾病，主要为血源性传播。以肝炎症状较轻，病程进展缓慢，易慢性化，可发展为肝硬变和肝癌为临床特征。无症状感染者亦甚多见。据估计，全球HCV感染率为3%，我国平均为3.2%。丙型肝炎的传播途径包括输血、血制品输注、血液透析、静脉吸毒、器官移植、使用未经消毒的注射器。HCV血清阳性的母亲，传播给婴儿的概率为2%，性接触的传播概率为2%~3%，共同使用物品，如剃须刀、牙刷、日常生活密切等，可能也是HCV传播的途径。15%~30%的散发性病例，其传播途径不明。

丙型肝炎的病理改变与乙型肝炎极为相似，以肝细胞坏死和淋巴细胞浸润为主，但也有其自身特点：①汇管区淋巴细胞聚集；②点灶样肝细胞坏死和不同程度的炎症；③胆管损伤周围常见淋巴细胞浸润，肝脂肪变性。

约有80%的急性丙型肝炎患者会发展成为慢性感染，其中有10%~20%的慢性丙型肝炎患者会发展成肝硬变，肝硬变患者每年发生原发性肝癌的概率为1%~4%。

诊断要点：

1. 流行病学资料：传播方式和途径。

2. 潜伏期：丙型肝炎的潜伏期为2~26周，平均50天，输血后丙型肝炎潜伏期为7~33天，平均19天。

3. 临床类型，见表5-15。

表 5-15　丙型肝炎的临床类型及特点表

| 类　　型 | 临床特点 |
| --- | --- |
| 急性丙型肝炎 | 1. 多为无黄疸型肝炎，起病较缓慢，常无发热，消化道症状轻；黄疸型仅占少数，黄疸呈轻、中度。<br>2. ALT 升高，血清抗 HCV 阳性，血清 HCV-RNA 阳性。<br>3. 约15%为急性自限性肝炎，极少引起重型肝炎，85%发展为慢性丙型肝炎。 |
| 慢性丙型肝炎 | 1. 急性丙型肝炎发病6个月后，如 HCV、RNA 持续阳性，并有反复 ALT 异常。<br>2. ALT 水平多在 $100\mu mol/L$ 以内波动，部分患者表现为持续性 ALT 轻度升高，1/3 患者 ALT 一直正常。<br>3. 常见肝外表现为冷球蛋白血症，其特征为关节痛、脉管炎、紫癜、神经病变和肾小球肾炎。<br>4. 肝活检可见慢性肝炎表现，甚至可发现肝硬变。 |
| HCV 与 HBV 重叠感染 | 1. 见于大量输血后，约占2%~5%。<br>2. 可出现抗 HCV 和 HCV-RNA 阳性，抗 HBe-IgM 阳性和低水平 HBsAg；HBeAg 和 HBV-DNA 可为阴性。<br>3. 重叠感染加剧肝脏损害。 |

（4）实验室检查

①肝功能检查：ALT 多呈轻度升高，出现黄疸者少见，多发生于已有肝硬变患者。

②血清学检查：HCV 感染后7~8周抗 HCV 即可阳性。

③病毒学检测：抗 HCV 阳性的 HCV 持续感染者，需要通过 HCV-RNA 定性试验确证。HCV-RNA 定性检测的特异度在98%以上，只要一次测定病毒检测为阳性，即可确证为 HCV 感染，但一次检测阴性并不能完全排除 HCV 感染，应重复检查。

4. 丁型病毒性肝炎

丁型病毒性肝炎（简称丁型肝炎）是由丁型肝炎病毒（hepatitis D virus，HDV）引起的肝脏疾病，HDV 是一种有缺陷的亚病毒，必须同时有 HBV 感染时才能致病。丁型肝炎的传染源主为重叠感染 HDV 的乙型肝炎患者或慢性 HBsAg 携带者，传播途径和方式与 HBV 相同。

HDV 感染的机制及其后果，因个体而异，主要取决于受感染的易感性及 HBsAg 携带状态。HDV 与 HBV 之间的关系相当微妙，HDV 的复制需要 HBV 的辅助，而 HDV 的活动性复制又可抑制 HBV 的复制。HDV 致高有两种情况：①HDV 与 HBV 同时感染；②在原有 HBV 感染基础上重叠感染。因此，在了解 HDV 发病机制时，必须考虑 HBV 的作用，但总的趋势是 HDV 合并 HBV 感染时，可使病情加重，并向慢性化发展，且使慢性肝炎发展为肝硬变的病程缩短。

HDV 对肝细胞有直接损伤作用，其病理变化与 HBV 变化基本相同，但小叶内炎症较乙型肝炎显著。

HDV 感染呈全球分布，HBsAg 阳性者 HDV 的感染率为 5%。

诊断要求：

（1）流行病学资料：感染途径和方式同乙型肝炎。

（2）HDV 感染与 HBV 同时发生或继发于 HBV 患者中，因此其临床表现部分取决于 HBV 感染状态。

（3）临床类型，见表 5-16。

表 5-16　丁型肝炎的临床类型及特点表

| 类　　型 | 临床特点 |
|---|---|
| HDV 与 HBV 同时感染（co-infection）型 | 指 HDV 感染与 HBV 感染同时发生<br>1. 潜伏期6~12周。<br>2. 多见于输血、血液透析，静脉药瘾后。<br>3. 临床表现与急性乙型肝炎基本无区别，但部分病例在病程中可出现两个间隔2~4周的 ALT 高峰，第一个高峰时血清内 HDAg 短暂阳性（仅 1 周），第二个高峰出现于血清 HDAg 消失后 2~8 周，呈抗 HDV-IgM 阳性。<br>4. 2%患者发展为慢性，极少数有可能发展为重型肝炎。 |
| HDV 与 HBV 重叠感染（super-infection）型 | 指无症状慢性 HBsAg 携带者基础上重叠感染 HDV<br>1. 急性丁型肝炎<br>（1）临床表现与急性肝炎类似，但病情较单纯 HBV 感染时为重；如果慢性乙型肝炎、肝硬变患者重叠急性 HDV 感染，有可能导致重症肝炎，使病情突然恶化。<br>（2）血清胆红素及 ALT 可持续升高达数月之久。<br>（3）少数患者在 HDV 感染期间，血清 HBsAg 有可能转阴，使 HBsAg 携带状态终止。<br>2. 慢性丁型肝炎<br>（1）无症状慢性 HBsAg 携带者合并慢性丁型肝炎，病情往往较重。<br>（2）大部分患者转为慢性，15%在一年内进展为肝硬变，70%缓慢进展为肝硬变，仅 5%的患者炎症自行缓解。 |

（4）实验室检查

①肝功能检查

②血清学检查：

HDAg 检测：HDAg 阳性者一般均可检出 HDV RNA，因此 HDAg 是病毒复制的标志，HDV 感染后 HDAg 血症早期，用酶联免疫法或放射免疫法检测 HDAg，阳性率分别达 87% 和 100%；慢性 HDV 感染时，由于血清内持续有高滴度的抗 HDV，HDAg 常以免疫复合物的形式存在，故采用上述方法常不能检出 HDAg，但可以采用免疫印记法进行检测。

抗 HDV 检测：应分别测定抗 HDV IgM 和 IgG。急性感染时，在临床症状出现数天后，抗 HDV IgM 即出现阳性，一般持续 2~4 周，抗 HDV IgG 随后出现阳性，但也有仅出现两者之一者；在慢性 HDV 感染时，抗 HDV IgM 持续阳性，并伴有高滴度的抗 HDV IgG。测定抗 HDV IgM 十分重要，不仅有助于早期诊断，其滴度的下降和增高，往往提示疾病的缓解或进展。

病毒学检测：以逆转录-多聚酶链反应（RT-PCR）检测 HDV RNA 最为常用，血清中 HDV RNA 检出时诊断 HDV 感染的直接证据，有助于早期诊断。对慢性 HDV 感染的诊断及预后判断也有很大价值。

HDV 感染的血清和病毒标志，见表 5-17。

表 5-17　HDV 感染的血清和病毒标志物表

| | HBsAg | 抗HBs | 抗 HBC | | 抗 HDV | | HDAg | | HDV-RNA | |
|---|---|---|---|---|---|---|---|---|---|---|
| | | | IgM | IgG | IgM | IgG | 血清 | 肝脏 | 血清 | 肝脏 |
| 急性 HDV 感染 | + | - | + | + | + | +/- | + | + | + | + |
| 慢性 HDV 感染 | + | - | +/- | + | + | + | + | + | + | + |
| HBsAg 携带者 | | | -/+ | -/+ | - | + | - | - | - | - |
| 既往 HDV 感染 | + | - | | | | | | | | |
| 既往 HDV 和 HBV 感染已恢复 | - | + | - | + | - | + | - | - | - | - |

　*高清度

对于血清 HBsAg 阳性，而同时具备血清 HDAg、抗 HDV 阳性、血清 HDV-RNA 或肝活检免疫组化检出 HDAg 者均可确诊为丁型肝炎。

5. 戊型病毒性肝炎

戊型病毒性肝炎（简称戊型肝炎）是由戊型肝炎病毒（hepatitis E virus，HEV）感染引起的急性肠道传染病。其临床表现类似甲型肝炎。戊型肝炎的主要传染源是戊型肝炎患者和亚临床感染者，是暴发性流行的传染源。主要传播途径是经粪—口，感染者均可随粪便排出 HEV，从而污染水源、食物和周围环境而发生传播，与甲型肝炎不同的是人与人之间的接触传播较少见（一户一例占多数）。水源流行最为多见，主要发生在雨季或洪水后，以 20~40 岁年龄组发病率最高，一般男性发病率高于女性，流行多发生在农村人群，但散发性戊型肝炎于任何季节均可发生。

HEV 经口腔进入胃肠道，再经门静脉循环进入肝脏。一般在起病前一周可从粪便中检出 HEV，而血清中检出 HEV 的时间还要早一周。发病后 1~5 天，血清和粪便中从 HEV-RNA 的检出率分别为 70.6% 和 75%，两者均随病程延长而下降。

戊型肝炎肝损伤的机制可能是细胞免疫反应介导的肝细胞溶解所致，组织病理学的特点有别于其他类型的急性肝炎，几乎 50% 患者存在瘀胆性肝炎，表现为毛细胆管内胆汁瘀积，实质细胞腺体样转化，而肝细胞变性改变却不明显。另一些患者，其肝组织的病理改变类似于其他类型的急性病毒性肝炎。

戊型肝炎为自限性疾病，一般预后良好，多数病人于发病 6 周内康复，不会发展为慢性肝炎，病死率为 1%~2%，孕妇病死率可高达 10%~20%。

第五章 从巩膜黄染看全身性疾病

诊断要点：

（1）流行病学史：HEV 主要经粪-口途径传播，戊型肝炎病人多有饮用生水史、生食史，外出用餐史，或到戊型肝炎地方性流行地区出差及旅游史。

（2）潜伏期为2~10周，平均40天。

（3）临床类型及特点：见表5-18。

表5-18  戊型肝炎临床类型及特点表

| 类　　型 | 临床特点 |
|---|---|
| 急性黄疸型戊型肝炎 | 1. 黄疸前期：起病较急，先有发热、乏力、上呼吸道感染症状，继之出现类似甲型肝炎的消化道症状，也可出现皮肤瘙痒，此期持续1~2周，平均10天<br>2. 黄疸期：类似甲肝黄疸期，持续约2~4周，但与甲型肝炎相比，戊型肝炎易出现胆汁瘀积，病情较重，黄疸较深，黄疸消退时间延长，常在2~6个月后，才消退。<br>3. 戊型肝炎不会慢性化。 |
| 重型戊型肝炎 | 1. 主要见于孕妇，HBsAg 携带者和老年患者。<br>2. 孕妇戊型肝炎病情最为严重和突出，尤其是妊娠晚期孕妇在中、轻度黄疸期即可出现肝昏迷和 DIC，病死率明显增高。<br>3. 孕妇感染 HEV 后，常发生流产和死胎。 |
| 急性无黄疸型戊型肝炎 | 1. 临床表现较黄疸型轻。<br>2. 部分病人无临床症状，呈亚临床型感染。 |

（4）实验室检查

①肝功能试验。

②酶联免疫试验（EIA）：90%患者起病1周~2个月内检出血清 HEV-IgM 抗体，有助于临床诊断。

③RF-PCR 检测：血清 HEV-RNA 阳性，且临床症状、体征及肝功能等资料分析符合，可确诊为戊型肝炎。

从眼睛看全身性疾病

## （二） 酒精性肝炎

酒精性肝炎（alcoholic hepatitis）是指在短期大量或长期过度饮酒，直接损害肝细胞引起的肝脏病变，是酒精性肝病（酒精性脂肪肝、酒精性肝炎、酒精性肝硬变）的类型之一。在我国以酒精性肝炎为主，酒精性肝炎与饮酒量密切相关，据观察，饮乙醇量≥160g/d，饮酒史≥10年，酒精性肝炎的发生率为34%。

摄入体内的乙醇95%在肝脏代谢，乙醇可引起肝细胞代谢紊乱，造成脂肪肝，也可损害肝细胞的细胞器，细胞膜和细胞骨架，使肝细胞变性坏死，在这一基础发生炎症、胶原纤维和结节增生，最终导致肝硬变。

酒精性肝病的病理变化进程可概括为脂肪肝→肝炎→肝硬变，三种情况可单独或同时存在，或以任何形式同时存在。酒精性肝炎的组织学特点为急性或慢性肝脏炎症反应、肝细胞变性、坏死、肝细胞脂肪变、气球样变和胞质内乙醇性透明小体（Mallory 小体）形成，Mallory 小体是酒精性肝炎的特征性组织学改变。

酒精性肝炎是一种常见的可预防性疾病，经积极治疗恢复后，严格戒酒，大多能恢复，否则，将不可避免地会发展为肝硬变或并发肝功衰竭，重症患者6个月内病死率>40%。

诊断要点：

（1）发病前往往有短期内大量或长期的过度饮酒史（一般是指持续饮酒时间>5年，饮用乙醇量男性≥40g/d，女性≥20g/d，或2周内有大量饮酒史，乙醇摄入量>80g/d）。

具体换算方法：乙醇（g）= 含乙醇饮料（ml）×乙醇含量（%）×0.8（乙醇比重）

（2）临床表现

①症状：可有明显体重减轻、乏力、食欲减退、恶心、呕吐、发热、腹痛及腹泻。

②体征：以黄疸、肝肿大和压痛为特点，同时有脾肿大、面色发灰、蜘蛛痣、腹水、浮肿等，有肝功不全时，腹水明显，可出现精神症状。

（3）实验室检查

①常有贫血和中性粒细胞增多。

②肝功能检查：血清胆红素增高、ALT、AST 增高，ALT/AST 比值>2，亦可见 ALP、r-GT 增高。

③免疫学检查：血清 IgA 明显增高，并可测出含 IgA 的循环免疫复合物及乙醇透明小体。

④血清内乙醇和尿酸浓度增高。

（4）B 型超声、CT/MRI：伴有明显脂肪肝时有诊断价值。

（5）肝活检：对确定是否为酒精性脂肪肝、酒精性肝炎、酒精性肝硬变有肯定价值，不仅有助于诊断，对于治疗和估计预后也十分重要。

（6）除外其他原因引起的肝病，如病毒性肝炎，自身免疫性肝炎，药物性肝炎等。

（7）如能严格禁忌，大多数预后良好。

### （三）自身免疫性肝炎

自身免疫性肝炎（autoimmune hepatitis，AIH）是一种进行性的炎症性肝病，以高免疫球蛋白血症，多种血清自身抗体阳性和汇管区碎屑样坏死为特征。病因不明，一般诊断时病程已存在 6 个月以上，常致肝硬变，病死率高，极少自然缓解，若不予以治疗，50%患者死于 5 年内，也可表现为急性发作或暴发型。

AIH 在北部欧洲或美洲患病率较高，为 50～200/百万，亚洲和非洲则较少见，我国发现病例不多，今后随着临床医师对此病的认识提高及检测方法的改进，有可能发现更多的患者。

AIH 的发病机理未明，目前认为，遗传易感性是发病的中心环节，HLA-DR3 的和 DR4 是独立的危险因子，而由于环境因素，如病毒、药物或某些化学物质的促发，可使患者对自己肝脏丧失所爱而发病。

AIH 患者体内可存在多种自身抗体，如抗核抗体（ANA）、抗平滑肌抗体（ASMA）、抗线粒体抗体（AMA）、抗肝肾微粒体 1 型抗体（LKMIA）、抗可溶性肝抗原（SLA）抗体、抗唾液酸糖蛋白受体抗体（ASGPR）等。

AIH 的病理变化与乙型慢活肝基本相同，可分成：一般型（仅有碎屑状坏死）、重型（合并桥型坏死和融合性多小叶性坏死）和合并肝硬变。用激素治疗后，病变可完全或部分消散，但也可反复活动。如反复或持续性坏死和炎症反应，可很快在 2~3 年内形成肝硬变。但也有一些病例由于外来诱因，如感染、酗酒等，可出现较广泛的肝坏死（亚大块性肝坏死和融合性多小叶性肝坏死），导致肝衰竭和死亡。

本病预后变化不定，在未使用激素前，平均寿命 3.3 年，用激素后平均寿命延长至 12.2 年，但激素治疗并非都有效，9% 无效，13% 无完全反应，13% 因药物反应而不能坚持，70% 经治疗缓解后仍可能进展为肝硬变。其他药物如环孢霉素、FK-506 和熊去氧胆酸等效果均有限。肝移植是目前最佳的选择，5 年存活率达 90%。

诊断要点：

1. 发病情况：以女性多见，女：男为 4~6：1，主要见于青少年期，绝大多数为 10~30 岁，以 10~20 岁为发病高峰期，另一小高峰为绝经期女性。

2. 临床表现：与乙型慢性活动性肝炎基本相似，起病大多隐袭或缓慢，病初可有关节酸痛、低热、乏力、皮疹、闭经，常被误诊为结缔组织病，直至黄疸出现才被诊断。约 20%～25% 患者起病类似急性病毒性肝炎。本病与乙型慢性活动性肝炎不同之处是全身性的肝外表现更为多见且明显，其症状往往掩盖了原有的肝病，肝外表现为：

（1）对称性游是性关节炎，可反复发作，关节无畸形。

（2）低热、皮疹、皮肤血管炎和皮下出血。

（3）类 Cushfing 面容、女性闭经、男性乳房发育、自身免疫性甲状腺炎、甲状腺功能亢进症、糖尿病等。

（4）胸膜炎、间质性肺炎、纤维性肺泡炎、肺间质纤维化、肺不张等。

（5）轻度贫血、白细胞和血小板减少、溶血性贫血、特发性血小板减少性紫癜。

（6）肾小管性酸中毒、肾小球肾炎（轻型）。

（7）溃疡性结肠炎、Sjögren 综合征。

3. 实验室检查

（1）肝功能试验：与乙型慢性活动性肝炎相似，但本病时多克隆 r 球蛋白的增高更为突出，以 IgG 增高最明显，其次是 IgM 和 IgA，如出现单株性高丙种球蛋白血症，应排除多发性骨髓瘤等疾病。

（2）免疫血清学检查：多种自身抗体阳性为本病特征，见表 5-19。

表 5-19　AIH 的自身抗体表

| 自身抗原成分 | 自身抗体 | AIH 类型 |
|---|---|---|
| 细胞外基质 | 抗纤维连接蛋白（FN）抗体 | ？ |
| | 抗层粘连蛋白（LN）抗体 | ？ |

| 自身抗原成分 | 自身抗体 | AIH 类型 |
|---|---|---|
| 胞膜 | 抗唾液酸糖蛋白受体抗体（ASGPR） | I |
| | 抗肝膜抗原抗体（LMA） | III |
| 细胞骨架 | 抗微丝抗体 | I |
| | 抗中间丝抗体 | I |
| 胞浆 | 抗可溶性肝抗原（SLA）抗体 | III |
| | 抗线粒体抗体（AMA） | III |
| | 抗平滑肌抗体（ASMA） | I III IV |
| | 抗肝肾微粒体 1 型抗体（LKMIA） | II |
| | 抗中性粒细胞胞浆成分抗体（ANCA） | ? |
| | 抗丙酮酸脱氢酶 E2 组成抗体 | ? |
| | 抗肝细胞 1 型胞液抗原（ICI）抗体 | II |
| | 抗板层素抗体 | ? |
| | 抗钙调蛋白抗体 | ? |
| | 抗弹性蛋白抗体 | ? |
| | 抗肌动蛋白抗体 | I |
| 胞核 | 抗核抗体（ANA） | I |
| | 抗双链 DNA 抗体 | I |
| | 抗单链 DNA 抗体 | I |
| | 抗核膜蛋白抗体 | ? |

4. 肝活检：组织学表现包括浆细胞浸润，肝细胞呈"玫瑰花环"样改变，淋巴细胞穿入（emperipolesis）现象汇管正碎屑样坏死。

5. 除外药物性肝损伤（drug-induced liver injury, DILI）：少数药物性肝损伤（DILI）的临床表现与经典的 A1H 相似，可出现相关自身抗体阳性，临床较难与经典的 A1H

鉴别，下列 3 种情况需特别注意。

（1）在 A1H 基础上出现 DILI。

（2）药物诱导的 A1H（D1A1H）。

（3）自身免疫性肝炎样的 DILI（AL-DILI）。

但以 AL-DILI 最为多见，其特点是：①肝损伤同时伴血清免疫球蛋白显著升高，ANA、SMA、LKM-1 阳性。②慢性病程，表现为 A1H 样症状。③组织学表现为汇管区中性粒细胞和嗜酸粒细胞浸润及肝细胞胆汁瘀积现象。④对糖皮质激素应答良好，且停药后不易复发。

6. 糖皮质激素或联合硫唑嘌呤等免疫治疗有效，进展至终末期后肝移植是唯一治疗方法。

A1H 分型及临床特点，见表 5-20。

表 5-20　A1H 分型及临床特点表

| 分　型 | 临床特点 |
|---|---|
| Ⅰ型 | 经典型，在美国最常见，约占成人患者的 80%。发生于青年女性，有狼疮表现，伴明显高丙球蛋白血症，抗核抗体（ANA）或抗平滑肌抗体（ASMA）发生率高，白细胞抗原（HLA）呈 A1·B8 或 DR3 阳性，对激素敏感。 |
| Ⅱ型 | 血中无 ANA，但以存在肝-肾微粒体（LKM-1）抗体为特征，该型肝外表现较Ⅰ型更为多见，如自身免疫性甲状腺炎、溶血性贫血、特发性血小板减少性紫癜、溃疡性结肠炎、Sjögren 综合征等，Ⅱ型又可分为Ⅱa 及Ⅱb。 |
| Ⅱa 型 | 欧美多见，青年女性多见，伴高滴度抗 LKM-1 抗体及高丙球蛋白血症，且有较多自身免疫现象，对激素反应好。 |

| 分　型 | 临床特点 |
|---|---|
| Ⅱb型 | 地中海地区多见，青年男性多见，伴有丙型肝炎病毒，丙球蛋白不高，抗-LKM-1抗体滴度低，对干扰素有反应。 |
| Ⅲ型 | 大多数为女性（91%），临床表现与Ⅰ型相似，血中无ANA，无抗-LKM-1抗体，仅有抗可溶性肝抗原（SLA）抗体，抗SLA抗体仅在A1H时出现，是A1H的特异性抗体。 |
| Ⅳ型 | 又称不明原因性肝炎，用标准免疫血清学方法测不出自身抗体，但患者有A1H的典型特征，如高丙球蛋白血症，HLA抗原表达异常，对激素治疗有效。 |

153

### （四）肝炎后肝硬变

肝炎后肝硬变（Posthopatitic Cirrhosis of liver, PCL）一般是指乙型、丙型、丁型病毒性肝炎慢性、进行性、弥漫性病变的结果。在肝细胞广泛变性、坏死的基础上产生纤维组织弥漫增生，再生结节和微小叶形成，导致正常肝小叶结构和血管结构破坏。病变逐渐进展，最终出现肝功能衰竭和门静脉高压。

乙型、丙型、丁型病毒性肝炎可以发展成肝硬变。急性或亚急性肝炎如有大量肝细胞坏死和纤维化可以直接演变为肝硬变。但更重要的演变方式是经过慢性肝炎的阶段，病毒的持续存在是演变为肝硬变的主要原因。有研究提示HBsAg/HBeAg持久阳性的慢性迁延性肝炎患者50%发生肝硬变，而HBsAg/HBeAb或HBsAb/HBeAb阳性的慢性迁延性肝炎患者不发生肝硬变。从病毒性肝炎发展至肝硬变的时间可短至数月，长达20~30年。乙型和丙型肝炎重叠感染，可加速肝硬变的发展。

第五章　从巩膜黄染看全身性疾病

酒精性肝硬变在国外，特别是在北美、西欧相当多见，在我国今年来发生率呈明显上升趋势。有研究比较近10年间前后5年酒精性肝病的发病形式，结果显示在2003~2007年和2008~2012年，酒精性肝硬变占总酒精性肝病的比例分别为60.96%和73.61%。年龄越大，发生肝硬变的可能性越大。

自身免疫性肝炎用糖皮质激素治疗并非都有效，70%治疗缓解停药后3年内复发。即使临床与生化完全缓解的患者，仍可能进展为肝硬变。

肝炎后肝硬变的主要病理改变是肝细胞变性、坏死及结节再生，多小叶、周围性纤维化。

肝硬变的临床表现基本上可归为：肝功能衰竭、门静脉高压、肝性脑病和腹水。肝硬变的受损程度决定其生化异常，健康肝细胞的量决定肝功能的好坏。

诊断要点：

1. 多见于青壮年，可有病毒性肝炎和自身免疫性肝炎等病史。

2. 起病和病程一般缓慢，可能隐匿数年至数十年之久。可无症状。

3. 临床表现

（1）代偿期肝硬变：无症状者占30%~40%，常在体查或其他疾病剖腹探查时才被发现。常见症状有乏力、踝部水肿、鼻血或牙龈出血、肝脾肿大、蜘蛛痣、肝掌、男子乳房发育等。

（2）失代偿期：常见症状有轻度黄疸（肝细胞性）、腹水、门静脉高压征象、发热，肝性脑病，曲张静脉破裂出血等。

4. 实验室检查

（1）血常规：肝功能失代偿期可见全血细胞减少。

（2）肝功能检查：肝功能代偿期，多不出现黄疸，在失代偿期，半数以上患者出现肝细胞性黄疸，ALT、AST 升高，血清白蛋白降低，球蛋的升高，r 球蛋白显著增高，凝血酶原时间延长。

（3）免疫学检查：肝硬变时血清 IgG、IgA、IgM 均可升高，一般以 IgG 增高为显著。肝炎病毒标记物阳性。自身免疫性肝炎时可存在自身抗体、抗核抗体、抗平滑肌抗体、抗肝肾微粒体抗体、可溶性肝抗原抗体阳性。

（4）B 型超声检查：可测定肝脾大小、腹水及估计门脉高压。肝炎后肝硬变时可见肝左叶增大，尾叶增大而右叶萎缩。门脉高压时门静脉直径>15mm。

（5）CT/MRI：能看到肝外形不规则、肝左右叶比例失调、脂肪浸润、腹水及血管是否通畅。一般认为，对肝脏的检训 CT 优于 MRI，对鉴别肝硬变结节和肝癌结节 MRI 更优于 CT。

（6）食管钡餐 X 线检查：食管静脉曲张时，由于曲张的静脉高于黏膜，钡剂在黏膜上分布不均而呈现虫蚀状或蚯蚓状充盈缺损以及纵形黏膜皱襞增宽。胃静脉曲张时，吞钡检查可见菊花样缺损。

5. 肝活组织检查：是确诊代偿期肝硬变的唯一方法，还可进行病因诊断。在严格掌握指征的情况下进行肝穿刺，作组织病理检查，不仅有确诊价值，同时也可了解肝硬变的组织学类型，肝细胞损害和结缔组织形成的程度，有助于决定治疗和判断预后。

6. 除外其他原因致使肝硬变。

肝炎后肝硬变与酒精性肝炎的鉴别诊断，见表 5-21。

155

## 表5-21　肝炎后肝硬变与酒精性肝硬变的鉴别诊断表

| | | 肝炎后肝硬变 | 酒精性肝硬变 |
|---|---|---|---|
| 病史 | | 肝炎史 | 多年嗜酒史 |
| 年龄 | | 各年龄组 | 常>40岁（平均50岁） |
| 贫血 | | 少见 | 常见 |
| 叶酸缺乏 | | 少见 | 常见 |
| 铁缺乏 | | 少见（除非有消化道出血） | 常见 |
| 肌肉消耗 | | 伴腹水时有 | 常见 |
| Dupuytren挛缩 | | 少见 | 约25% |
| 腮腺肿大 | | 少见 | 约25% |
| 蜘蛛痣 | | + | +++ |
| 周围神经炎 | | 少见 | 常见 |
| 发热 | | 较少见 | 常见 |
| 肝脏 | | 正常或缩小 | 常增大 |
| 血清 | IgG | +++ | + |
| | IgA | + | ++ |
| | IgM | + | ++ |
| 肝病理 | 类型 | 大结节性 | 小结节性 |
| | 脂肪变性 | 少见 | 常见 |
| | 乙醇透明小体 | 很少见 | 常见 |
| | 中央区硬化 | - | + |
| | 中性白细胞浸润 | - | + |
| | 癌变 | 约15% | 约5% |

### （五）药物性肝炎

药物性肝炎（drug heptisis）是药物性肝损害（drug-induced live injury，DILI）的类型之一，是指摄入体内的药物引起肝实质细胞的炎性损害，以 ALT≥3 倍正常上限，且 R≥5（R=ALT 实测值/ALT 正常上限）为该类型特点。已知全球有 1100 余种上市的药物具有潜在的肝毒性，常见的非甾体抗炎药（NSAID）、抗感染药（包括抗结核药）、抗肿瘤药、中枢神经系统用药、心血管系统用药、代谢性疾病用药、激素类药、传统用药（TCM）、天然药（NM）、保健品（HP）、膳食添加剂（DS）和某些生物制剂等，不同药物可导致相同类型的肝损害，同一种药物也可导致不同类型的肝损害。

流行病学研究显示国外慢性 DILI 的发生率为 6%~14%，国内发生率为 60%，但以急性肝损伤更为多见。其危险因素包括遗传、高龄、女性、妊娠、慢性肝病、饮酒以及药物性质、剂量、疗程、药物相互作用。发病机制复杂，可能是多种机制先后或共同作用的结果，通常可能概括为药物的直接肝毒性和特异质性肝毒性作用，药物的直接肝毒性是指少数摄入体内的食物和/或其代谢产物对肝脏产生的直接损害，往往呈剂量依赖性，与药物剂量密切相关，通常可预测，个体差异不显著，临床上相对少见。特异质性肝毒性是指某些药物的活性代谢产物产生适应性免疫攻击，激发肝内炎症应答引起的肝损害，与药物剂量常无相关性，具有不可预测性，超敏性，个体差异显著，临床上较为常见，且症状多样化。

诊断要点：

DILI 的临床表现和程度变化差异很大，鉴于急性肝炎占绝大多数，从实用的观点，本节仅叙述急性肝炎的临床特点。

1. 有服用损肝药物史，尤其是异烟肼、利福平、扑热息痛等药物的应用。

157

第五章　从巩膜黄染看全身性疾病

2. 潜伏期的判断：发病时间差异很大，可短至1～数日，长达数月，一般为1～6周。由于发病与用药的关联常较隐蔽，因此，应全面细致地追溯可疑药物的应用时间。

3. 临床表现

（1）多数患者可无明显症状。

（2）部分患者可有乏力、食欲减退、厌油、肝区胀痛及上腹不适等消化道症状。

（3）少数患者可有发热、皮疹、关节酸痛等过敏表现。

（4）病情严重者可出现急性或亚急性肝功衰竭。

（5）部分患者可发展为慢性（病程>6个月）

4. 实验室检查

（1）可有血嗜酸粒细胞增多（>5%）。

（2）肝功能检查：血清 ALT、AST 和总胆红素升高，ALT 较 AST 对诊断急性药物性肝炎的意义更大，其敏感性较高，而特异性相对较低，ALT 有时可达正常值上限 100 倍以上，但也应注意有些患者未必出现 ALT 显著升高。

（3）血清白蛋的水平降低和凝血肝能下降。

5. 肝超常检查：多无明显改变或仅有轻度肝肿大，急性肝功衰竭时可出现肝体积缩小。

6. 肝活检：下列情况对应考虑肝活检

（1）经临床和实验室检查仍不能确诊为 DILI，尤其是 AIH 仍不能排除时。

（2）停用可疑药物后，肝生化指标仍持续上升或出现肝功能恶化的其他迹象。

（3）停用可疑药物 1～3 个月，肝脏生化指标仍未降至峰值的 50% 或更低。

（4）怀疑慢性 DILI 或伴有其他慢性肝病时。

（5）长期使用某些可能导致肝纤维化的药物，如甲氨蝶呤等。

药物性急性肝炎的肝组织会改充以肝实质炎症为主，小叶结构紊乱，伴或不伴融合性或桥接坏死，及胆汁瘀积现象。

7. 除外其他肝病。

8. 绝大多数患者预后良好。

## 二、胆汁瘀积性黄疸

胆汁瘀积是指由于肝内或肝外原因导致胆汁形成、分泌和（或）排泄障碍，胆汁不能正常流入十二指肠，从而反流入血产生的临床病理状态，以乏力、瘙痒、尿色深和黄疸为临床特征，早期往往表现为 ALP 得 rGT 水平升高，随病情发展可出现高胆素血症。

有关胆汁瘀积的诊断尚缺乏比较统一的诊断标准，目前较普遍使用的是 2009 年欧洲肝病学会（EASL）制定的标准，即"ALP 超过正常上限的 1.5 倍且 r-GT 超过正常上限的 3 倍。"

### （一）原发性胆汁性肝硬变

原发性胆汁性肝硬变（primary billary cirrhosis，PBC）是一种以肝内小胆管进行性毁损伴汇管区炎症、慢性胆汁瘀积、肝纤维化、肝硬变为特征的慢性进行性肝脏疾病。病因未明，但已知是一种免疫调节功能紊乱，即细胞免疫功能低下，体液免疫功能亢进的自身免疫性疾病。发病与胆管上皮存有高浓度的 HLA-DR Ⅱ 和 DR8 抗原有关，以之攻击胆管上皮而引起炎症、坏死并导致肝内胆汁瘀积，因此，胆管既成为自身免疫（抗原）反应的来源又成为自身免疫反应的靶组织，而瘀积的疏水性胆酸可造成胆管上皮细胞及肝实质细胞的破坏（凋亡及坏死），进一步加重胆汁瘀积，如此恶性循环，逐渐导致肝纤维和肝硬变。

PBC 的病理改变可分 4 期：

Ⅰ期（胆管炎期）：特点为肝小叶间胆管和间隔胆管的慢性非化脓性破坏性胆管炎，汇管区肉芽肿形成，无胆瘀现象。

Ⅱ期（细小胆管增生期）：特点为小叶间胆管消失，细小胆管增生，炎变汇管区肝细胞有胆瘀现象。

Ⅲ期（瘢痕期）：特点为汇管区瘢痕组织形成并向肝小叶内伸展，肝纤维化伴胆管减少，胆瘀现象严重。

Ⅳ期（肝硬变期）：特点是汇管区纤维隔相互扩展，分隔肝小叶形成假小叶和再生结节，胆瘀现象更加严重。

PBC 患者血循环中还存在多种自身抗体，其中 95% 患者存在抗线粒体抗体（AMA），60% 患者存在抗平滑肌抗体（ASM），80% 患者伴有其他自身免疫性疾病。

PBC 主要累及中老年妇女，女性占 90% 以上，有家族聚集倾向，同一家庭内成员（如姐妹、妇女）可相继发病，先证者一级亲属的发病率为普通人群的 1000 倍，而且不发病者也常伴有类似的免疫学异常。

诊断要求：

1. 多见于 35~65 岁女性，女男比例为 9 : 1。

2. 临床表现，可分 4 期：

（1）肝功能正常无症状期：此期可检测到 AMA 阳性。

（2）肝功能异常期：该期近 60% 患者有肝硬变表现，近 80% 患者在 5 年内出现 PBC 症状或体征。从诊断到死亡时间平均为 8~12 年。

（3）症状期：乏力（70%）是患者主要症状之一，其次是瘙痒，往往先于黄疸数月或数年前出现。其他临床表现包括肝脾肿大、门静脉高压、高脂血症、眼睑内侧黄疣、骨质疏松等。

（4）失代偿期：主要为肝炎代偿表现，如皮肤、黏膜出血倾向、腹水、食管静脉曲张破裂出血。诊断到死亡或肝移植时间平均3~5年。

3. 常伴其他自身免疫性疾病：80%患者可伴干燥综合征，25%患者伴自身免疫性甲状腺炎，其他如硬皮病、皮肌炎、类风湿性关节炎、Raynaud综合征、混合性结缔组织病等。

4. 实验室检查：

（1）肝功能检查提示胆汁瘀积性黄疸。

（2）血清ALP、r-GT均显著增高，ALP≥1.5倍正常值上限，r-GT≥3倍正常值上限，尤以ALP升高为主。

（3）AMA阳性率>95%，滴度>1：40，无症状PBC阳性率高达88%，为本病特征性改变。滴度与病情或病期无明显关系，用免疫抑制剂治疗AMA并不消失。一次检出阳性后必无需复重测定，因此，AMA具有诊断价值。

（4）血清IgG明显升高。

5. 肝活组织检查：PBC的特征性病理改变为显著的胆管损害，表现为慢性非化脓性破坏性胆管炎，胆管缺失及慢性胆汁瘀积造成的肝硬变。肝活检对PBC诊断或判断其预后并非必要，AMA阳性患者往往具有PBC典型组织病理特点，当患者存在AMA阳性及PBC相应临床表现时就可诊断PBC，并不需要依靠肝活检进一步确诊。但对缺乏PBC特异性抗体而高度怀疑自身免疫性肝病的患者，可考虑肝组织活检，不仅可明确PBC诊断，还有助于判断是否合并其他类型肝损伤，如自身免疫性肝炎。

6. 除外自身免疫性胆管炎，自身免疫性胆管炎的临床表现和病理组织学特征与典型的PBC相似，但血清IgM不升高，AMA 阴性，ANA 和 ASM 阳性，并常有较高的 ALT、AST 及 IgG，有助于鉴别。

7. 熊去氧胆酸（UDCA）可显著改善 60%PBC 患者肝脏生物化学指标，改善肝组织学特征。

原发性胆汁性肝硬变的诊断标准，见表 5-22。

表 5-22　原发性胆汁性肝硬变诊断标准（Taa1，1983）

1. 主要指标
   （1）组织学改变*
   （2）血清 AMA 阳性
2. 次要指标
   （1）瘙痒
   （2）黄疸
   （3）血清 ALP 升高
   （4）血清 IgM 升高
   （5）Schirmer 试验泪液分泌减少
3. 判断标准
   （1）确诊：符合 2 项主要指标和 1 项次要指标，或 1 项主要指标和 4 项次要指标
   （2）拟诊：符合 1 项主要指标和 2 项次要指标，或单独 2 次主要指标

注：*病理分期：
第 1 期：慢性破坏性非化脓性胆管炎期。
第 2 期：胆管不典型增生伴胆汁性肝纤维化期。
第 3 期：胆汁性肝纤维化进展伴胆管减少期。
第 4 期：胆汁性肝硬变期。

原发性胆汁性肝硬变与肝炎后肝硬变的鉴别诊断，见表 5-23。

表 5-23　原发性胆汁性肝硬变与肝炎后肝硬变的鉴别诊断表

|  | 原发性胆汁性肝硬变 | 肝炎后肝硬变 |
| --- | --- | --- |
| 性别 | 女：男＝9：1 | 男性多见 |

| | 原发性胆汁性肝硬变 | 肝炎后肝硬变 |
|---|---|---|
| 黄疸 | 持续性，可有波动，晚期皮肤呈深绿色，系梗阻性 | 不常见，即有亦属轻度，系肝细胞性 |
| 皮肤瘙痒 | 常有 | 不常有 |
| 肝肿大 | 进行性肿大，表面光滑，呈细颗粒感 | 早期肿大，晚期缩小，表面不规则呈细颗粒状或结节感 |
| 脾肿大 | 中度 | 中度或高度 |
| 门脉高压征象 | 仅见于晚期 | 经常有 |
| 实验室检查 | ALP↑↑↑<br>r-GT↑↑↑<br>胆固醇↑↑↑<br>线粒体抗体阳性（>90%） | 无原发性胆汁性肝硬变实验所见 |
| 主要病理改变 | 小叶间胆管非化脓性炎症、坏死，单小叶、周围性纤维化，胆小管增生，胆汁瘀积 | 肝细胞变性、坏死及结节再生，多小叶、周围性纤维化 |

## （二）原发性硬化性胆管炎

原发性硬化性胆管炎（primary sclerosing cholangitis, PSC）也是慢性胆汁瘀积性肝病。其特征为肝内和肝外进展性纤维闭塞性胆管炎，可引起肝内、外大胆管破坏，病情呈进行性发展，最终导致胆汁性肝硬变及肝功能衰竭。本病少见。PSC 的病因和发病机制未明，目前认为，其可能发病机制包括如 HLA，G 亚蛋白偶联胆汁酸受体 1-TGR5 基因多态性的遗传易感因素，肠道泄露假说（leaky gut hypothesis）、肠道淋巴细胞归巢学说以及免疫介导的胆管细胞损伤。

PSC 患者常合并炎症性肠病，特别是溃疡性结肠炎，并发率高达 50%～70%，且容易合并肝胆管/结直肠恶性肿瘤，从而使 PSC 的诊断难度增大。

PSC 的病理分为 4 期：①胆管细胞变性伴淋巴细胞浸润；②汇管区扩展、炎症、肝细胞坏死、纤维化加重；③胆管减少伴桥样坏死；④胆汁性肝硬变。

反复发作的胆管炎显著增加 PSC 的病死率，致死性并发症还包括直结肠癌和肝胆管癌。

诊断要点：

1. 多见于青年男性（75%），年龄 29~45 岁之间。

2. 起病隐袭，病情缓慢，可达数年之久，多在 40 岁左右才能做出诊断。

3. 临床表现

（1）早期患者可无症状，仅有胆汁瘀积的生化改变。

（2）主要临床表现为进行性阻塞性黄疸、肝肿大、皮肤瘙痒、进行性乏力，30%~40%患者有发热、体重减轻及间歇性右上腹痛。

（3）经过 10 年左右可发展到晚期，出现门脉高压症状体征和肝衰竭。

（4）合并溃疡性结肠炎或 Grohn 病的患者可有相应的临床表现。

4. 实验室检查：

（1）肝功能检查：可有胆汁瘀积的血液生化改变，血清 ALP、AST、胆红素均可升高 2~3 倍。

（2）免疫学检查：核周型抗中性粒细胞胞浆抗体（pANCA）阳性（80%）、ANA、SMA 低滴度阳性，血清 r 球蛋白和 IgM 升高（50%）。

5. ERCP 检查：特别是肝外和肝内胆管的节段性狭窄而呈"串珠样"、"枯树枝样"，是诊断本病的主要依据。

6. 肝活检：一般不推荐对 PSC 患者进行肝活组织检查，仅在怀疑小胆管型 PSC 或可能存在重叠综合征时进行。约

5%~10%的 PSC 患者表现为小胆管亚型，典型改变为"洋葱皮样"的纤维化性闭塞性胆管炎。

7. UDCA 治疗无效，对于成年 PSC 和重叠综合征患者可采用糖皮质激素和免疫抑制剂联合治疗有效，对晚期 PSC 患者应行肝移植技术。

### （三）IgG4 相关性胆管炎

IgG4 相关性胆管炎（IgG4-related sclera ging cholangitis，IgG4-SC）是一种区别于 PSC 的独立病种，其典型表现为血清 IgG4 升高，胆管周围纤维组织中大量 IgG4 阳性的浆细胞浸润和席纹状纤维化形成，与 PSC 不同的是 IgG4-SC 患者不常合并炎症性肠病，常合并自身免疫性胰腺炎，自身免疫性泪腺炎，涎腺炎及 IgG4 相关性后腹膜纤维化，对激素治疗反应良好。

诊断要点：

1. 好发于中老年男性，患者常因梗阻性黄疸就诊。

2. 实验室检查：

（1）血清 IgG4 明显升高：血清 IgG4 ≥ 135mg/dl 是 IgG4-SC 的诊断标准之一，但有 30%~50% 的 IgG4-SC 患者血清 IgG4 水平可在正常范围。有认为，当 IgG4>4 倍正常上限时对诊断 IgG4-SC 的特异性可接近 100%。

（2）胆汁瘀积性生化改变。

（3）CA199 水平升高。

3. 常伴其他 IgG4 相关性疾病。

4. ERCP 检查：IgG4-SC 合并自身免疫性胰腺炎患者，因胆管增厚和胰腺肿胀压迫，常出现总胆管下端狭窄，汇合处的胆管狭窄后会继发胆管扩张，此也是 IgG4-SC 的主要影像学特点。

5. 肝活检：主要病理特征为①胆管周围大量淋巴-浆细

胞性炎性反应（胆管上皮不受累）及席纹状纤维化形成；
②闭塞性静脉炎；③胆管壁大量 IgG4 阳性浆细胞浸润；
④免疫组织化学显示 IgG4 阳性细胞>10 个/hp。

6. 糖皮质激素治疗有效：约 60% 患者激素治疗 4 周后
胆管系统狭窄明显改善，肝酶回落至 2 倍正常上限以内，
IgG4 及 CA199 水平下降。

IgG4-SC 诊断标准，见表 5-24。

### 表 5-24　IgG4-SC 诊断标准（ohara 等，2012）

1. 典型的胆管影像结果。
2. 血清 IgG4 浓度升高≥135mg/dl。
3. 除胆管本身病变时，还与其他 IgG4-RSD 并存。
4. 典型的病理组织学特征（如明显淋巴细胞和浆细胞浸润及纤维化，IgG4 阳性浆细胞浸润等）。
5. 糖皮质激素治疗有效。

### （四）妊娠肝内胆汁瘀积

妊娠肝内胆汁瘀积（intrahepatis cholstasis of pregnancy,
ICP）系指发生于妊娠晚、中期，以皮肤瘙痒、黄疸为主要
临床表现，且具家族聚集和复发倾向为特征的肝脏疾病。发
病率为 0.5%~4%。病因和发病机制还不十分清楚，但据临
床观察，发生其发病与雌激素、遗传及环境因素有关。目前
较为一致的观点是，易感孕妇可能在遗传诱因的作用下对生
理妊娠产生的雌激素和孕激素敏感性增加，发生胆管细胞和
肝细胞膜组成成分改变，因而导致肝内胆汁瘀积。ICP 患者
对雌激素异常敏感，非妊娠妇女如给予大剂量激素，也可引
起肝内胆瘀。ICP 高发地区，50% 有家族史，父亲将其易感
性遗传给女儿。易感家族中男性和女性对雌激素反应性增
大。肝内胆汁瘀积也可能和 $HLABW_{12}$ 和 $B_8$ 有关。

ICP 的肝组织病理学改变为呈现肝窦内胆汁瘀积，伴有

轻度炎症或无炎症迹象，不伴胆管扩张和损伤的胆栓现象。

ICP 预后良好，对孕妇影响不大，但对胎儿影响较大，发生胎儿宫内窘迫，早产和死产的危险性相对较高。

诊断要点：

1. 发病情况：本病多发生于晚期妊娠，20%～30%见于早、中期，个别发生于妊娠1个月时。

2. 临床表现：

（1）皮肤瘙痒：多发生于妊娠第16～36周，偶可见于妊娠6～10周，并随分娩临近加重，瘙痒先始于手掌或足底，随后遍及四肢、躯干和全身，有时还累及外阴和肛门区，夜间尤重，身上每多搔痕。

（2）黄疸：20%～60%的患者出现黄疸，常发生于皮肤瘙痒后1～4周，2%的患者仅出现黄疸而无皮肤瘙痒。瘙痒和黄疸可先后或同时出现。

（3）妊娠终止后皮肤瘙痒在1～2周迅速减轻以至消失，黄疸消退较晚。

（4）患者一般状态良好，无发热及明显消化道症状，偶有严重恶心，呕吐持续数月。迫不得已终止妊娠者，肝可肿大但脾不肿大。

3. 实验室报告：

（1）肝功能检查：呈梗阻性黄疸表现，血清胆红素增高以直接胆红素为主，肝汁酸升高30～100倍为其特征，80%病例 ALT 升高，50%病例 r-GT 升高，AST 升高。产后可迅速消失或恢复正常。

（2）免疫学检查：肝炎病毒标志物呈阴性。

（3）B超、CT/MR1 检查无特异性诊断意义。

（4）肝组织学检查：一般无必要。

4. 孕妇于产后可完全恢复，预后良好，主要累及胎儿，可导致急性胎儿窘迫、早产，新生儿早产和宫内死胎。

5. DUCA 可减少胎儿窘迫的发生率及早产率，对胎儿预后无害。

妊娠肝内胆汁瘀积症诊断标准，见表 5-25。

**表 5-25  妊娠肝内胆汁瘀积症诊断标准（Reyes，1992）**

1. 妊娠期间皮肤瘙痒突出。
2. 肝功能试验 ALT 轻、中度升高，而胆汁瘀积的特征性指标血清胆酸浓度显著升高，可达正常值的 100 倍，且在皮肤瘙痒与其他实验指标改变前已升高。
3. 有黄疸者，血清总胆红素及直接胆红素升高，但总胆红素波动在 20.52~85.5μmol/L 左右。如胆红素≥171μmol/L，则可除外妊娠肝内胆汁瘀积症。
4. 妊娠是皮肤瘙痒、黄疸及生化指标异常的唯一原因。
5. 妊娠肝内胆汁瘀积症患者无剧吐、严重食欲不振、衰竭、精神或出血症状及肾功能衰竭，如出现上述症状则应考虑其他疾病。
6. 最重要的是所有症状、体征及生化异常在分娩后即消退，血胆酸及碱性磷酸酶水平在产后 4 周~6 周内恢复正常。

Reyes H. Gastroenterol Clin North Am，1992，21（4）：905.

### （五）良性复发性肝内胆汁瘀积

良性重复性肝内胆汁瘀积（benign recurrent intraberpatic cholesteisis，BRIC）是一种遗传性疾病，以反复发作的自限性严重瘙痒、胆汁瘀积和黄疸，持续数周至数月，常有数月或数年的无症状期为临床特征。病因未明，属常染色体隐性遗传。基因缺陷位于第 18 号常染色体臂上；18q21-22，该基因已命名为 F1C（familia intrabepatic cholestasis）-1。

BRIC 最突出的病理学特征为小叶中心胆汁瘀积，扩张的毛细胆管，肝细胞及 kupffer 细胞中均可见胆汁瘀积，亦可见汇管处扩张，单核细胞浸润和小叶周围肝细胞变性。缓解期肝组织学正常。尽管每次 BRIC 发作可与严重的死亡率有关，但不会发生进行性肝损伤和肝硬变。

对首次出现胆汁瘀积，黄疸发作消退后不能诊断为BRIC，往往需经过第 2 次甚至第 3 次胆汁瘀积发作并且自行缓解后才能明确诊断。黄疸消退后数月肝组织学检查恢复正常有助于确诊。

诊断要点：

1. 好发于青少年，首次发病常在 20 岁以前，男性多于女性，有阳性家族史，家族史明显者在婴儿期即可发病。

2. 临床表现：

（1）严重瘙痒和黄疸：多数病人以全身瘙痒为首发症状（约 25% 的病人可无瘙痒），约 2~4 周后出现黄疸。

（2）持续数月到数年的无症状间隔黄疸发作：病程及发作次数个体差异很大，每次发作持续时间为 2~18 个月，平均为 3 个月，发作次数甚至可>30 次。无症状期时限可自 1 个月至 33 年不等，平均每 2 年发作一次。黄疸发作常与季节有关，可在每年的特定时间复发。许多女性常在妊娠或在口服避孕药期间发病。

（3）约 50% 的病人可感右上腹不适或出现非特异性右上腹压痛。

3. 实验室检查：

（1）血清胆红素升高，几乎均为结合胆红素，可>正常值的 10 倍。

（2）ALP 升高，至少>正常值上限 2 倍，r-GT 正常或仅轻度升高。

（3）ALT、AST 正常或仅轻度升高。

（4）发作期间血清胆汁酸水平可持续升高。

（5）发作缓解后所有实验室检查均恢复正常。

4. 胆道造影：显示胆管系统无异常，但有 16%~28% 的病人有胆石症，临床上易引起误诊。

5. 肝组织学证实小叶中心性胆汁瘀积。

6. 无已知的其他导致胆汁瘀积的因素（如妊娠、药物等）。

7. 除外毛细胆管炎性病毒性肝炎、药物性黄疸、Gilbert 综合征、Rotor 症、Dubin-Johnson 综合征等疾病。

8. 本病预后良好，多数患者可自然痊愈，无需特殊治疗。

### （六）药物性胆汁瘀积

药物性胆汁瘀积（medicamentous cholestasis）是指在治疗过程中由于药物本身或其他体内的代谢过程引起肝细胞和（或）毛细胆管胆汁分泌功能障碍，或肝内小胆管弥漫性梗阻引起胆流减少致肝内胆管胆汁瘀积，以 ALP ≥ 2 倍正常上限，且 R ≤ 2CR = ALP 实测值／ALP 正常上限）为其类型特点。发病机制复杂，可能与①药物或其他代谢产物与组织蛋白结合形成新抗原，引起免疫损伤；②药物对胆管系统（毛细胆管、小胆管、间隔胆管）特定部位的直接损害。

胆汁瘀积型药物性肝损害约占药物性肝损害总数的30%，通常有以下 4 类：

1. 药物本身毒性：常由女性激素、男性激素、蛋白同化类固醇引起。

2. 明显地引起肝细胞坏死和汇管区小叶炎症：常由酚噻嗪、羟氨苄青霉素、克拉维酸、大环内酯类抗生素等引起。

3. 因肝小叶间胆管进行性炎性破坏：常由氯丙嗪、三氟尼柳、苯恶洛芬、氟哌啶醇等引起。

4. 由肝内功脉灌注化疗药物引起弥漫性胆管狭窄，常由氟脱氧尿苷（FUDR）、5-FU 等引起。

药物性胆汁瘀积以病理特征为主结合临床和生化可分为

5 种类型，见表 5-26。

**表 5-26　药物性胆汁瘀积分类表**

| 病理和临床 | | 单纯性瘀胆型 | 肝毛细胆管型 | 胆小管型 | 小叶间胆管破坏型 | 间隔胆管硬化型 |
|---|---|---|---|---|---|---|
| 病理特征 | 胆栓 | + | + | +++ | + | + |
| | 门管区炎症 | − | + | + | + | + |
| | 肝细胞坏死 | − | + | +/− | + | + |
| | 胆管损伤 | − | +/− | + | +++ | +++ |
| | 胆管炎 | − | +/− | + | + | + |
| 生化特征 | 胆红素 | +++ | +++ | | +-+++ | +-+-- |
| | ALP | 轻度升高 | >正常 3 倍 | 轻度升高 | >正常 3 倍 | >正常 3 倍 |
| | 胆固醇 | +/− | ++ | | +++ | −++ |
| | AST、ALT | 轻度升高 | >正常 2~8 倍 | 轻度升高 | 轻度升高 | 轻度升高 |
| 举例 | | 同化激素 | 氯丙嗪 | 苯恶洛芬 | 氯丙嗪 | 5-FU |
| | | 雌激素 | 奥格门丁 | 二氟尼柳 | 百草枯 | FUDR |
| | | 睾丸酮 | 红霉素 | | | |

1. 单纯性瘀胆型：无或仅有轻微汇管区炎症及肝细胞损伤，由药物本身毒性引起，即使黄疸很高也只有轻度 ALP、ALT、AST 增高。无过敏反应特征。

2. 肝毛细胆管型：瘀胆伴汇管区炎症和轻度肝实质损伤，有时伴胆小管炎，黄疸是否发生与剂量有关，有过敏反应表现。

3. 小胆管型：主要累及小胆管，其内可见胆盐结晶，有肝细胞损害，常有高胆红素血症。

4. 胆小管破坏型：主要累及小叶间胆管，可导致胆管消失综合征（vanish blile duct syndrome），特征性表现为胆管及胆小管炎和胆管上皮细胞炎症，晚期出现胆管退行性变伴胆管周围纤维化，门脉区小叶间胆管消失（>50%），黄疸消退时间延长（6~7个月），酷似 PBC 样胆汁瘀积。

5. 间隔胆管硬化型：主要累及大胆管，其机制为化疗药物介入损伤血管引起缺血，一般在首次介入后 3~6 个月出现黄疸，大多数为可逆。

药物引起的胆汁瘀积是多因素的，药物本身毒性、药物剂量、患者年龄、性别、对药物的敏感性、免疫状态、同时应用多种不同药物、已患肝病等都可能在其发生中起作用。

药物引起的胆汁瘀积表现为肝管损伤样临床症状，常类似于肝外胆管阻塞，原发性胆汁性肝硬变和硬化性胆管炎，但预后良好，无需特殊治疗，糖皮质激素无效。

诊断要求：

1. 有服用有关药物史。

2. 大多急性起病，初次可有发热、皮疹、瘙痒等过敏症状。

3. 用药后 1~8 周内出现肝内胆汁瘀积临床症状。

4. 实验室检查：

（1）血常规嗜酸粒细胞>6%。

（2）肝功能试验：血清总胆红素和直接胆红素均升高，反映胆汁瘀积以 ALP 和 r-GT 升高为主，反映肝实质损害的 ALT、AST 仅轻度或中度升高。

（3）肝炎病毒血清标志物阴性。

5. 肝活检：仅见肝细胞和（或）毛细胆管胆汁瘀积，可见胆管损伤，无汇管区胆管破坏，炎症轻微。

6. 停药后观察肝损害的临床和生化表现大多可很快好转或消失。

7. 再次使用相同药物又可出现病情加重和肝损害（一

般不提倡这种"试验性诊断"，因为有导致严重肝损害的危险）。

慢性肝内胆汁瘀积的鉴别诊断，见表5-27。

**表5-27　慢性肝内胆汁瘀积的鉴别诊断表**

| | 原发性胆汁性肝硬变 | 继发性胆汁性肝硬变 | 慢性药物性胆汁瘀积 | 原发性硬化性胆管炎 |
|---|---|---|---|---|
| 原因 | 未明 | 肝外梗阻（结石、癌肿） | 服用磺胺制剂、氯丙嗪、氯普马嗪等 | 未明，既往无肝胆手术史 |
| 性别 | 女：男=9：1 | 男性多见 | 男女无差异 | 男：女=2：1 |
| 年龄 | >30岁 | >40岁 | 任何年龄 | >40岁 |
| 黄疸 | 持续性 | 波动性→持续性 | 持续性 | 间歇性→持续性 |
| 发热 | 无 | 有 | 无 | 可有 |
| 腹痛 | 无 | 有 | 无 | 可有 |
| 皮肤瘙痒 | 有 | 有 | 有 | 有 |
| 肝肿大 | 中度或极度肿大，质坚硬 | 轻，中度肿大 | 轻，中度肿大 | 进行性，左叶明显 |
| 脾肿大 | 高度 | 轻度 | 轻、中度 | 中度 |
| 门脉高压症 | 晚期有 | 无 | 晚期有 | 晚期有 |
| 皮肤黄疣 | 多见 | 少见 | 有 | 少见 |
| 胆囊肿大 | 无 | 有 | 无 | 无 |
| 血清胆红素 | ↑↑↑ | ↑↑ | ↑↑ | ↑↑↑ |
| ALP | ↑↑↑ | ↑↑ | ↑↑↑ | ↑↑↑ |
| r-GT | ↑↑↑ | ↑↑ | ↑↑ | ↑↑↑ |
| LP-X | ↑↑↑ | ↑↑ | ↑↑ | ↑↑↑ |
| 胆固醇 | ↑↑↑ | ↑↑ | ↑↑ | ↑↑↑ |

| | 原发性胆汁性肝硬变 | 继发性胆汁性肝硬变 | 慢性药物性胆汁瘀积 | 原发性硬化性胆管炎 |
|---|---|---|---|---|
| 胆酸 | ↑↑ | ↑↑ | ↑↑ | ↑↑ |
| AMA | 阳性(83~96%) | — | — | — |
| ERCP | — | 胆外胆管狭窄,闭塞或充盈缺损 | — | 胆管明显狭窄,枯树枝状,胆管壁僵硬如铅管 |
| 肝穿刺活检 | 小叶间胆管慢性非化脓性炎症坏死,单小叶、周围纤维化,胆小管增生,胆汁瘀滞(CNSDC) | 以门脉区为中心纤维增生,假小叶,残厚小叶连续成花冠状,毛细胆管扩张并胆栓,胆汁向胆管外溢 | 肝细胞、星状细胞内胆色素沉着,毛细胆管内胆栓,小胆管增生和假小叶 | 门脉区炎症,纤维化碎屑样坏死,胆管增生,小叶中央胆汁瘀积 |
| 其他 | Spögren 综合征骨质疏松 | 原发病征象 | 低 γ 球蛋白血症,皮肤、关节症状,LE 细胞可(+) | 溃疡性结肠炎、后腹膜纤维,Riedel 甲状 |

从眼睛看全身性疾病

急性肝内胆汁瘀积的鉴别诊断,见表 5-28。

**表 5-28　急性肝内胆汁瘀积的鉴别诊断表**

| | 瘀胆型肝炎 | 急性药物性胆汁瘀积 | 妊娠期复发性胆汁瘀积 | 良性复发性肝内胆汁瘀积 |
|---|---|---|---|---|
| 发生频度 | 常见 | 少见 | 易见 | 少见 |
| 年龄 | 幼、青年 | 任何年龄 | 妊娠 | 儿童与青春期 |
| 病史 | 肝炎接触史 | 服用或注射有关药物 | 妊娠,可有家族史 | 黄疸期与无黄疸期交替出现,可有家族史 |

| | 瘀胆型肝炎 | 急性药物性胆汁瘀积 | 妊娠期复发性胆汁瘀积 | 良性复发性肝内胆汁瘀积 |
|---|---|---|---|---|
| 潜伏期 | 接触后 10～15d（甲型），60～120d（乙型） | 用药后 1～4 周 | 妊娠最后三个月 | - |
| 一般症状 | 较重，有自觉症状与黄疸分离现象 | 较轻 | 轻，病前皮肤瘙痒，先压手脚掌处→腿、臂→全身 | 乏力，厌食，恶心，呕吐，瘙痒时间长 |
| 发热 | 常先有发热 | 常伴有发热 | 无 | 无 |
| 黄疸 | 恢复较慢 | 数周至数月 | 分娩后 1～2 周自然消退 | 病后 2～4 周出现，进行性加深，持续 3～4 月以上 |
| 血清胆红素 | ↑↑↑ | ↑↑↑ | ↑ | ↑↑↑ |
| ALP | ↑↑↑ | ↑↑↑ | ↑↑ | ↑↑↑ |
| 胆固醇 | ↑ | ↑ | ↑ | ↑↑↑ |
| 胆酸 | ↑↑↑ | ↑↑↑ | ↑↑ | ↑↑↑ |
| ALT | ↑↑↑ | → | → | → |
| 腹腔镜检查 | 红棕色肝，兼有绿色斑点，胆囊胀大 | 绿色肝胆囊松弛 | - | 绿色肝 |
| 肝穿刺活检 | 肝炎征象，具有灶性坏死、星状细胞增生、炎性细胞浸润、瘀胆、小管周围炎症 | 肝小叶中心性瘀胆 | 典型的小叶内胆汁瘀积，肝细胞损害轻 | 典型的肝小叶中央区瘀胆，伴轻度肝细胞肥大性坏死，汇管区炎症及胆小管再生 |

175

第五章 从巩膜黄染看全身性疾病

続表

| | 瘀胆型肝炎 | 急性药物性胆汁瘀积 | 妊娠期复发性胆汁瘀积 | 良性复发性肝内胆汁瘀积 |
|---|---|---|---|---|
| 预后 | 多数恢复 | 停药后逐渐恢复 | 再妊娠时黄疸可再复 | 良好 |

附：肝内胆汁瘀积的病变部位和主要疾病

1. 肝细胞内（胆汁分泌器）：病毒性肝炎、酒精性肝炎、坏死后性肝硬变。

2. 毛细胆管：甾体药物性黄疸，妊娠期复发性黄疸。

3. 胆小管：氯丙嗪等药物过敏，良性家族性肝内胆汁瘀积。

## 三、先天性非溶血性黄疸

先天性非溶血性黄疸是指由于先天性酶陷所致肝细胞对胆红素的摄取、结合及排泄障碍，可分为遗传性高非结合胆红素血症（包括 Gilbert 综合征、Crigler-Najjar 综合征、Lucey-Driscoll 综合征）与遗传性高结合胆红素血症（包括 Dubin-Johnson 综合征、Rotor 综合征）两类。临床上较少见，大多数发病于小儿和青春期，有家族史，除极少数外，健康状况良好。

### （一）Gilbert 综合征

Gilbert 综合征又称体质性黄疸，先天性非溶血性黄疸非结合胆红素增高型，系一种家族性胆红素代谢障碍，其特征为肝细胞、摄取、结合、转运非结合胆红素的过程中出现障碍，使其在血清中浓度增高。临床表现为慢性间歇性黄疸。本病相当多见，约占全部体质性黄疸的 16%，在西欧和北美白种人中发病率为 5%~7%。绝大多数在青年时发现，必有不少在中老年期才被诊断。本病属常染色体显性遗传，黄疸的发生是由于肝细胞摄取非结合胆红素障碍及微粒体内葡萄糖醛酸基转移酶（glucuronyl trans-ferase）不足或与非结合胆红素附着于白蛋白后的分离障碍有关。

Gilbert 综合征多数为散发，但也有家族发病倾向。

诊断要点：

1. 好发年龄为新生儿至青春期，男性多见，男女比例为 1.6：1，可有阳性家族史。

2. 临床表现：一般情况佳，发育正常，基本上无症状，常在体检或其他疾病时才被发现。以后可因知道自己有黄疸引起焦虑、疲乏、肝区不适，事实上与本病无关。

3. 黄疸轻度，肝脏不肿大，无慢性肝病体征。

4. 黄疸可有波动，常因饥饿、疲劳、饮酒、高热、手术、妊娠、月经前期诱发或加重。

5. 实验室检查：

（1）血清胆红素升高，以非结合胆红素升高为主，大多 $<51\mu mol/L$，也可 $>255\mu mol/L$。

（2）肝功能试验正常。

（3）尿胆红素阴性，尿胆原正常。

（4）无溶血证据。

6. 肝活检无异常。

7. 肝囊造影正常显影。

8. 酶诱导抑制剂苯巴比妥治疗有效，口服 0.06g，每日3 次，3 天后血清胆红素浓度可明显下降或接近正常。

9. 预后良好，不影响健康和寿命。

（二）Crigler-Najjar 综合征

Crigler-Najjar 综合征又称先天性非梗阻性非溶血性黄疸，伴有核黄疸的先天性非溶血性黄疸。系指肝细胞缺乏二磷酸尿苷葡萄糖醛酸基转移酶（uridne diphosphoglucuronyl trahnsferase，UDPGT）导致结合胆红素生成障碍，血清中非结合胆红素浓度增高而产生黄疸。本病甚为少见，发生与遗传有关，多见于血缘关系近亲结婚者。临床特点是黄疸多为重度，以非结合胆红素为主，多数婴儿死于核黄疸。

根据肝细胞缺乏 UDPGT 的程度可分为二型，这二型的遗传规律、代谢障碍、临床表现及预后均不相同。

诊断要点：

1. 主要见于新生儿至 10 岁儿童，男性居多，男女比例为 5∶1，有阳性家族史。

2. 黄疸严重，血清胆红素升高，以非结合胆红素升高为主。

3. 无溶血及肝功能损害，尿胆红素阴性。

4. 常伴核黄疸（颈项、四肢强直，角弓反张、震颤麻痹、昏迷等胆红素脑病表现）。

5. 临床分型：

Ⅰ型：具以下特点

（1）属常染色体隐性遗传，其父母多为近亲婚配。

（2）肝细胞 UDPGT 完全缺如，不能生成结合胆红素。

（3）多在出生后 2 天内出现严重黄疸，血中非结合胆红素 $>340\mu mol/L$，最高可达 $855\mu mol/L$，几乎均为非结合胆红素。

（4）患儿常于出后第 1 周死于核黄疸，少数患儿核黄疸可延至 1 岁以内。

（5）苯巴比妥治疗无效，换血疗法暂时有效。

Ⅱ型：具以下特点

（1）属常染色体显性遗传

（2）肝细胞 UDPGT 部分缺乏，可生成少量结合胆红素。

（3）黄疸发生于新生儿至 10 岁，血清胆红素在 170～

340μmol/L 之间。

（4）无核黄疸发生，预后也差，但可能活至成人。

（5）苯巴比妥治疗有效，口服 0.06g，每日 3 次，可使胆红素在 1~2 周内降低，但停药后又可上升。

（6）肝活检正常。

（7）多在出生后一年内死于核黄疸。

### （三）Lucey-Driscoll 综合征

Lucey-Driscoll 综合征又称暂时性家族性新生儿高胆红素血症，临床表现为非结合胆红素增高性黄疸，无溶血及肝功能损害，其母所生子女均患本病为特征。本病罕见，为家族性疾病。黄疸的发生可能与母亲在妊娠末三个月血浆中出现葡萄糖醛酸基转移酶抑制物有关，这种物质的本质尚未阐明，目前认为，从妊娠第 7 个月起，孕妇血清中即出现这种酶抑制物，并且通过胎盘传递给胎儿，分娩前后母婴血清中的酶抑制物均达高峰，以致婴儿出生后，肝脏葡萄糖醛酸基转移酶受到抑制，致结合胆红素生成障碍，血清中非结合胆红素增高，出现黄疸。

本病有明显自限性，患儿血清中的葡萄糖醛酸基转移酶抑制物可在出生后 2~3 周自然消失，黄疸亦随之消退，一般不需特殊治疗。但也认为，如不给予换血治疗，都会无例外的出现核黄疸。

诊断要点：

1. 好发生新生儿，在出生后 48 小时即出现黄疸，有阳性家族史。

2. 一般情况差，症状重，可有肝肿大。

3. 实验室检查：

（1）血清胆红素>340μmol/L，最高可达 1111.5μmol/L，均为非结合型胆红素。

（2）肝功能正常，尿胆红素阴性。

（3）无溶血证据。

4. 可在短期内出现核黄疸。

5. 如停止哺乳，病情可逐渐减轻，再次哺乳，黄疸又可出现。

6. 患儿母亲健康，但所生子女均罹患本病。

7. 肝活检正常。

8. 需换血治疗。

9. 多在一年内死于核黄疸。

四、Dubin-Johnson 综合征

Dubin-Johnson 综合征又称先天性非溶血型黄疸结合胆红素增高Ⅰ型，系指结合胆红素在肝细胞内转运和排泄障碍所致的黄疸，临床表现为长期无症状的轻度黄疸。本病常有家族史，在同一家族内可有数人同罹同病。属常色体隐性遗传，发病是由于肝细胞内的先天性缺陷，使结合胆红素及其他有机阴离子（吲哚青绿、X线造影剂）向毛细胆管排泄障碍，致使血清结合胆红素增高。

本病预后良好，无特殊治疗，但应向患者讲清本病的性质，预后及对身体无害等情况，减少顾虑，以避免不必要的肝胆素手术探索。

诊断要点：

1. 多在 10～30 岁发病，男性多于女性，男女比例为 4.2∶1，有阳性家族史。

2. 一般情况佳，无症状或症状轻微，劳累、感染、手术、饮酒、口服避孕药、妊娠可使黄疸稍加重。

3. 黄疸仅见于巩膜，呈浅黄或浅柠檬色，为持续性或反复间歇发作。

4. 肝可肿大，但脾不肿大。

从眼睛看全身性疾病

5. 实验室检查：

（1）血清胆红素波动范围 34~323μmol/L，一般为 68~102μmol/L，以结合胆红素升高为主。

（2）尿胆红素阳性，尿胆原增加。

（3）肝功能试验正常。

（4）BSP 排泄试验明显异常，45 分 BSP 滞留量多在 10%以上，60~100 分钟时滞留量更大（第二次上升），这与结合型 BSP 反流入血有关，为本病特有现象。

6. 口服胆囊造影剂不显影，如显影亦甚为暗淡，静脉胆囊造影，胆囊 50%不显影。

7. 腹腔镜或手术下可见肝外观呈绿黑色（黑色肝）。

8. 肝活检可见肝细胞内有弥漫性棕褐色色素颗粒，多在肝小叶中央区的溶酶体内。

9. 本病无需特殊治疗，预后良好。

### （五）Rotor 综合征

Rotor 综合征又称先天性非溶血性黄疸结合胆红素增高 Ⅱ型，系指肝细胞对结合胆红转运、排泄，以及对非结合胆红素摄取障碍所致的黄疸。临床表现为无症状持续性黄疸。本病为慢性家族性高结合胆红素血症，属常染色体隐性遗传。黄疸的发生主要是肝细胞分泌功能缺陷和肝内处理胆红素能力下降，使血清内结合和非结合胆红素浓度均增高。

Rotor 综合征约占体质性黄疸的 15%，临床表现与 Dubin-Johnson 综合征极其类似。

诊断要点：

1. 好复年龄为少儿至青年期，有阳性家族史。

2. 长期持续性或间歇性黄疸。

3. 一般情况佳，无症状或症状轻微，肝不肿大。

4. 实验室检查：

第五章 从巩膜黄染看全身性疾病

（1）血清胆红素升高，波动范围 $68\sim119\mu mol/L$，一般 $<170\mu mol/L$，以非结合胆红素升高为主。

（2）尿胆红素阳性，尿胆原正常。

（3）BSP 试验异常，45 分钟时 BSP 滞留率 30%～60%，无第二次高峰现象。

5. 胆囊造影显影正常，少数可不显影。

6. 肝活检正常，无色素沉积，有别于 Dubin-Johnson 综合征。

7. 无需特殊治疗。

8. 虽长期黄疸，但对健康无损，预后良好。

常见先天性非溶血性胆红素代谢缺陷疾病的鉴别，见表 5-29。

表 5-29 常见先天性非溶血性胆红素代谢缺陷疾病的鉴别表

| | Gilbert 综合征 | Crigler-Najjar 综合征 | Lucey-Driscoll 综合征 | Dubin-Johnson 综合征 | Rotor 综合征 |
|---|---|---|---|---|---|
| 遗传方式 | 常染色体显性 | 常染色体显性/隐性 | 未明 | 常染色体隐性 | 常染色体隐性 |
| 基本缺陷 | 肝细胞摄取非结合胆红素障碍，醛糖酸转移酶缺乏或与非结合胆红素附着于白蛋白后的分离障碍有关 | 遗传性醛酶转移酶的减少或缺如 | 醛糖酸转移酶抑制 | 结合胆红素在肝细胞内转运和排泄障碍 | 结合胆红素在肝细胞内转运和排泄障碍、肝细胞摄取非结合胆红素也可能发生障碍 |
| 好发年龄 | 新生儿至青年期 | 新生儿 | 新生儿 | 多在 10～30 岁 | 多在少儿至青年期 |
| 一般情况 | 好 | 差 | 差 | 好 | 好 |

| | Gilbert 综合征 | Crigler-Najjar 综合征 | Lucey-Driscoll 综合征 | Dubin-Johnson 综合征 | Rotor 综合征 |
|---|---|---|---|---|---|
| 症状 | 少见 | 重 | 重 | 少见 | 少见 |
| 肝肿大 | 少见 | 有 | 有 | 少见 | 多无 |
| 血清胆红素类型 | 非结合 | 非结合 | 非结合 | 结合 | 结合 |
| 血清总胆红素（μmol/L） | 大多>51，可达 255 | 多>170，可达 855 | 多>170，可达 1111.5 | 波动范围34~323，一般为 68~102 | 波动范围68~119，一般小于 170 |
| 尿胆红素 | 阴性 | 阴性 | 阴性 | 阳性 | 阳性 |
| 肝功能试验 | 正常 | 正常 | 正常 | 正常 | 正常 |
| BSP45 分钟滞留率 | | | | <20% | 30%~60% |
| BSP 第二次高峰 | | | | 有 | 无 |
| 肝囊造影 | 正常 | | | 不显影 | 多正常 |
| 肝活检 | 正常 | 正常 | 正常 | 有黑色素 | 正常 |
| 治疗 | 苯巴比妥 | Ⅰ型换血 Ⅱ型苯巴比妥 | 换血 | 不需要 | 不需要 |
| 预后 | 好 | 多在出生后一年内死于核黄疸 | 多在出生后一年内死于核黄疸 | 好 | 好 |

第五章 从巩膜黄染看全身性疾病

（李顺保　姚宁）

# 第六章　从眼底视网膜病变看全身性疾病

## 第一节　概述

眼球壁分为三层，外层为纤维膜，中层为葡萄膜，内层为视网膜。视网膜的组织结构又分为十层，由外向内为：①视网膜色素上皮层；②视杆细胞和视锥细胞层（又名视细胞层）；③外界膜；④外核层（又名外颗粒层）；⑤外丛状层；⑥内核层（又名内颗粒层）；⑦内丛状层；⑧神经节细胞层；⑨神经纤维层；⑩内界膜。

视网膜的内五层由视网膜中央动脉供血，视网膜外五层由脉络膜毛细血管供血。伴行视网膜中央动脉是视网膜中央静脉，回流至海绵窦，形成眼球血循环。

视网膜神经节细胞发出的神经纤维，汇集的神经名视神经，视神经汇集穿出眼球的部位，形成视乳头，又名视盘，直径 1.5mm，视神经入颅后形成视交叉，视神经是指自视乳头起，至视交叉前角止。

视网膜后极部上下血管弓之间的区域，名黄斑，由凹部、中央小凹、旁中心凹和中心凹部。

从以上视网膜简介中，我们可以通过观察视网膜、视网膜血管、视乳头、黄斑等形态学改变可测知人体器官脏器等的生理和病理变化。

## 第二节　视网膜动脉和静脉病理改变

### 一、视网膜动脉病变

视网膜动脉可见痉挛、变细呈节段状或念珠状、断流无灌注、阻塞可见其部位有白色栓子、硬化、渗血、出血等病变，兼见视乳头水肿、黄斑呈樱桃红点，可测知机体动脉硬化、高血压、糖尿病、心血管病等。

### 二、视网膜静脉病变

视网膜静脉粗大迂曲、硬化、出血、水肿、出血量多而浓密，稍久可见黄白色硬性渗出或呈棉絮状白斑（棉绒斑），兼见视乳头水肿等，此为缺血型。非缺血型则较缺血型形态学改变轻。临床多见于心、脑血管疾病、动脉硬化、高血压、糖尿病等。张惠蓉等913例视网膜静脉阻塞患者统计：高血压占57.8%，动脉硬化占67.49%，糖尿病占6.2%，其他占26.1%。

## 第三节　糖尿病性视网膜病变

糖尿病性视网膜病变可分非增生期（单纯型）和增生期（增殖型）。非增生期眼底表现：①视网膜静脉扩张；②深层和浅层出血；③微血管瘤；④棉絮斑；⑤硬性渗出；⑥视网膜水肿；⑦黄斑囊状水肿。增生期眼底表现：①非增生期眼底变化进一步加重；②形成视网膜新生血管；③纤维血管膜；④玻璃体积血、机化；⑤视网膜前出血。

糖尿病视网膜病变的临床分期等级见表6-1。

表6-1　第三届全国眼科学术会议制定的糖尿病视网膜
病变的临床分期表

| 类　型 | 分　期 | 视网膜病变 |
|---|---|---|
| 单纯型 | I | 有微动脉瘤和合并有小出血点，（＋）较少，易数；（＋＋）较多，不易数 |
| | II | 有黄白色"硬性渗出"或合并有出血斑，（＋）较少，易数；（＋＋）较多，不易数 |
| | III | 有白色"软性渗出"或合并有出血斑，（＋）较少，易数；（＋＋）较多，不易数 |
| 增殖型 | IV | 眼底有新生血管或合并有玻璃体出血 |
| | V | 眼底有新生血管和纤维增殖 |
| | VI | 眼底有新生血管和纤维增殖，并发生视网膜脱离 |

注："较少、易数"和"较多，不易数"均包括出血斑点。

糖尿病视网膜病变分期标准及黄斑水肿分级，见表6-2。

表6-2　2002年悉尼国际眼科学会议糖尿病性视网膜
病变分期标准及黄斑水肿分级表

| 疾病严重程度 | 散瞳眼底检查所见 |
|---|---|
| 无明显视网膜病变 | 无异常 |
| 轻度非增殖期 | 仅有微动脉瘤 |
| 中度非增生期 | 微动脉瘤，轻于重度非增生期表现 |
| 重度非增殖期 | 无增生期表现，出现下列任一表现<br>①任一象限有多于20处视网膜内出血；<br>②＞2个象限静脉串珠样改变；<br>③＞1个象限显著的视网膜微血管异常 |
| 增生性糖尿病性视网膜病变 | 出现以下任一改变：新生血管形成、玻璃体出血或视网膜出血黄斑水肿的临床分级 |

| 疾病严重程度 | 散瞳眼底检查所见 |
|---|---|
| 轻度糖尿病性黄斑水肿 | 远离黄斑中心的后极部分视网膜增厚和硬性渗出 |
| 中度糖尿病性黄斑水肿 | 视网膜增厚和硬性渗出接近黄斑，但未涉及黄斑中心 |
| 重度糖尿病性黄斑水肿 | 视网膜增厚和硬性渗出累及黄斑中心 |

　　糖尿病性视网膜病变与视网膜静脉阻塞鉴别，见表6-3。

表6-3　糖尿病性视网膜病变与视网膜静脉阻塞鉴别表

| 病名 | 糖尿病性视网膜病变 | 视网膜静脉阻塞 |
|---|---|---|
| 病因 | 糖尿病 | 血管硬化，高血压，结核等 |
| 眼别 | 双眼 | 多为单眼 |
| 视力 | 多缓慢下降，部分突然下降 | 多突然下降 |
| 视盘 | 多正常 | 可充血水肿 |
| 视网膜 | 微动脉瘤，斑点状出血，水肿，渗出，增殖膜 | 火焰状出血，渗出，偶见微动脉瘤 |
| 视网膜血管 | 静脉扩张，毛细血管闭塞，后期新生血管 | 静脉扩张迂曲明显，亦可出现新生血管 |

# 第四节　高血压性视网膜病理改变

　　高血压临床分为原发性高血压和继发性高血压，前者为原因不明者，后者是其他疾病的一个症状。原发性高血压早期，眼底可正常，原发性血压中晚期的眼底视网膜改变可见：①视网膜动静脉管径比例改变，正常动脉静脉管径比为

2∶3，高血压视网膜动脉和静脉管径比为1∶2或1∶3，是动脉痉挛变窄所致。②视网膜动脉反光增宽，变暗，失去透明性，呈铜丝状反光，称"铜丝状动脉"，血管柱颜色变浅，呈白色银丝样反光，称"银丝状动脉"，出现动脉静脉交叉压迫症，是因动脉硬化所致。③视网膜水肿、出血、黄斑区出现棉絮斑（棉绒斑），是因液体和有形成分自血管溢出和末梢小动脉痉挛性收缩所致。④恶性高血压除以视网膜病变外，尚见视乳头水肿，严重时可见视网膜脱离。

高血压视网膜病变的分级，见表6-4。

表6-4　高血压视网膜病变的分级表

| 分级 | 视网膜病变 |
|------|-----------|
| Ⅰ | 视网膜小动脉普遍轻度变细，小动脉管径均匀，无局部缩窄 |
| Ⅱ | 视网膜小动脉狭窄明显，小动脉管径局部不规则 |
| Ⅲ | 视网膜小动脉呈弥漫性明显狭窄，小动脉管径不规则，合并视网膜出血、渗出和棉絮状斑 |
| Ⅳ | 在Ⅲ级视网膜病变的基础上，合并视乳头水肿和视网膜水肿 |

恶性高血压所致的视网膜病变和视乳头水肿的临床体征应与脑肿瘤、糖尿病、动脉硬化症，肾病及妊娠高血压综合征（妊高征）相鉴别，见表6-5。

表6-5　高血压眼底病变鉴别诊断表

| 病　　名 | 视乳头水肿 | 视网膜病变 | | | | | | 视网膜动脉血压上升 |
|---------|-----------|------|---------|---------|---------|------|---------|-----------|
| | | 水肿 | 棉团状渗出 | 硬性渗出 | 星芒状渗出 | 出血 | 动脉硬化 | |
| 恶性高血压 | ++ | + | + | + | + | + | +++ | +++ |
| 脑肿瘤 | ++ | −~+ | − | − | −~± | −~± | − | − |

从眼睛看全身性疾病

188

| 病　名 | 视乳头水肿 | 视网膜病变 | | | | | | 视网膜动脉血压上升 |
| --- | --- | --- | --- | --- | --- | --- | --- | --- |
| | | 水肿 | 棉团状渗出 | 硬性渗出 | 星芒状渗出 | 出血 | 动脉硬化 | |
| 糖尿病 | − | − | − | + | − | | −~± | − |
| 动脉硬化 | − | − | | + | ± | + | ++ | + |
| 肾病 | ++ | ++ | + | − | + | + | +~ | ++ |
| 妊高征 | + | +++ | + | + | + | + | −~± | ++ |

　　高血压性视网膜病变的兰州会议分级标准，见表6-6。

### 表6-6　高血压性视网膜病变的学术会议分级标准

| 分级 | 高血压性视网膜病变 |
| --- | --- |
| Ⅰ级 | 视网膜动脉痉挛 |
| Ⅱ级 | A：视网膜动脉轻度硬化。B：视网膜动脉显著硬化 |
| Ⅲ级 | Ⅱ级加视网膜病变（出血或渗出） |
| Ⅳ级 | Ⅲ级加视盘水肿 |

　　注：据1964年高血压及心血管内科学术会议（兰州）的规定，高血压性视网膜病变的眼底病变可分为4级。

　　眼视网膜动脉硬化分级，见表6-7。

### 表6-7　视网膜动脉硬化分级表

| 分级 | 视网膜动脉病变 |
| --- | --- |
| Ⅰ | 视网膜小动脉轻度变细，反光带增宽，动静脉交叉压迫轻度 |
| Ⅱ | 视网膜小动脉明显变细，反光带增宽，动静脉交叉压迫较明显 |
| Ⅲ | 视网膜小动脉呈铜丝状，动静脉交叉压迫明显 |
| Ⅳ | 视网膜小动脉呈银丝状，动静脉交叉压迫严重 |

# 第五节　贫血性视网膜病理改变

轻度贫血时眼底可正常，当血红蛋白浓度或红细胞计数降低至正常的30%~50%，则见视网膜出血，一般呈火焰状或圆点状，亦可为线状或不规则，同时可见视网膜色淡，视网膜动脉变细，视网膜静脉扩张，有棉絮斑，偶可见硬性点状渗出，又见视网膜水肿，并见视乳头水肿，颜色变淡。严重者可致视神经萎缩，而失明。

贫血的临床表现与相关疾病的鉴别，见表6-8。

表6-8　贫血的临床表现与相关疾病的鉴别诊断表

| 临床表现 | 相关疾病 |
| --- | --- |
| Hb 40~80g/L（重度） | 再生障碍性贫血，巨幼细胞性贫血，缺铁性贫血，急性白血病 |
| Hb 80~100g/L（中度） | 溶血性疾病，缺铁性贫血，慢性感染，慢性白血病，恶性肿瘤，结缔组织病，内分泌疾病，肝、肾疾病 |
| 只表现贫血症状 | 缺铁性贫血 |
| 贫血+出血 | 失血性贫血，慢性再生障碍性贫血，急性白血病 |
| 贫血+发热 | 慢性感染，结缔组织病，白血病，恶性淋巴瘤 |
| 贫血+肝、脾、淋巴结肿大 | 白血病，恶性淋巴瘤，Banti综合征，恶性组织细胞病 |
| 贫血+黄疸+脾大 | 溶血性贫血 |
| 贫血+黄疸+胆结石 | 溶血性贫血 |
| 贫血+指甲变形（匙状指） | 缺血性贫血 |

| 临床表现 | 相关疾病 |
|---|---|
| 贫血+舌乳头萎缩、污色痂皮、发红 | 巨幼细胞性贫血（恶性贫血） |
| 贫血+皮肤、关节症状 | 结缔组织病 |
| 贫血+原因未明体重减轻 | 恶性肿瘤 |
| 贫血+原发疾病（肝、肾疾病、慢性感染等） | 症状性贫血 |
| 贫血+全血细胞减少 | 再生障碍性贫血，急性白血病，Banti 综合征，阵发性睡眠性血红蛋白尿 |
| 贫血+白细胞增多 | 感染性疾病，白血病，恶性肿瘤 |
| 贫血+白细胞减少 | 系统性红斑狼疮 |
| 贫血+血小板增多 | 缺铁性贫血，恶性肿瘤，感染性疾病，慢性粒细胞白血病（早期）及相关疾病 |
| 贫血+血小板减少+紫癜 | Evans 综合征，血小板减少性紫癜 |
| 贫血+小球形红细胞 | 遗传性球形红细胞增多症，自身免疫性溶血性贫血 |
| 贫血+幼稚白血病 | 白血病，类白血病反应 |

说明：贫血症状包括乏力、眩晕、耳鸣、头痛、心悸、呼吸困难（尤其是活动时）及颜面苍白等。临床上尤须注意上述症状并非贫血病人所特有。此外，贫血若是逐渐缓慢发生，即使贫血已达到严重程度，往往也可无明显的贫血症状。

## 第六节 白血病视网膜病理改变

急性白血病患者70%有眼底改变，慢性白血病患者60%有眼底改变。眼底改变对于各型白血病的诊断和预后具有一定的临床参考价值。白血病早期，可见视网膜静脉扩张，充盈和迂曲，而视网膜动脉变化不大，出血可呈火焰状、圆点状，多位于眼底周边，形成典型的白色中心出血斑，名 Roth 氏斑。视网膜水肿、变厚，色泽由橘红色变为橘黄色。视乳头水肿。儿童白血病易发生眼眶浸润、结膜充血、水肿、眼球突出、眼眶坚硬，可触肿块，名"绿色瘤"。如发现黄斑出血，宜密切观察颅内出血的可能，如发现视网膜结节状浸润则提示预后不佳。

急性粒细胞型、急性淋巴细胞型与急性单核细胞型白血病的鉴别诊断见表6-9。

表6-9　急性粒细胞型、急性淋巴细胞型与急性单核细胞型白血病的鉴别诊断表

| | 急性粒细胞型白血病 | 急性淋巴细胞型白血病 | 急性单核细胞型白血病 |
|---|---|---|---|
| 发生频度 | 36.2% | 21.2% | 11.2% |
| 年龄 | 成人多见 | 儿童多见 | 成人多见 |
| 发病 | 急骤（90%） | 急性多见 | 较急 |
| 发热 | + | + | ++ |
| 出血倾向 | ++ | + | +++ |
| 骨痛 | +<br>（胸骨下压痛显著） | + | + |
| 口腔溃疡、齿龈肿胀、皮肤浸润 | + | + | ++ |
| 淋巴结肿大 | +<br>（局限于颈、腋） | ++<br>（全身性） | +~++<br>（局限于颈、腋） |
| 肝脾肿大 | +<br>（40.3%） | ++<br>（67.9%） | +<br>（47.4%） |
| 脑膜白血病 | + | ++ | + |

| | 急性粒细胞型<br>白血病 | 急性淋巴细胞型<br>白血病 | 急性单核细胞型<br>白血病 |
|---|---|---|---|
| 主要细胞<br>类型 | 原粒细胞 | 原淋巴细胞 | 原单核细胞 |
| 细胞大小 | 极不一致 | 较一致 | 较大 |
| 核/浆比 | 1 | >1 | ≤1 |
| 核染色质 | 细沙或细网状，均匀分布 | 粗颗粒状，核仁及核膜周围浓集 | 纤细网状、疏松，分布不均 |
| 核仁 | 2~5个，轮廓模糊 | 1~2个，规则而清楚 | 1~5个较大，明显 |
| 嗜苯胺蓝颗粒 | + | ± | ++<br>（细小、弥散、粉尘样） |
| Auter小体 | ++ | − | + |
| 核丝分裂 | 染色体细而长 | 染色体短而粗 | 染色体粗长，周边纤毛状 |
| 伴有其他细胞 | 早幼粒细胞，异常中性或嗜酸粒细胞 | 幼淋巴细胞，破碎细胞 | 幼单核细胞 |
| 组织化学染色过氧化酶 | + | | ± |
| 苏丹黑B | + | | ± |
| 糖原 | ± | +++ | + |
| 醋酸萘酚<br>ASD酯酶 | − | | +++<br>（能被NaF抑制） |
| 萘-氯乙酸酯酶 | + | | − |
| 尿水解试验 | + | | − |
| 血清及尿溶菌酶测定 | ↑~↑↑ | ↓ | ↑↑↑ |

193

第六章 从眼底视网膜病变看全身性疾病

| | 急性粒细胞型白血病 | 急性淋巴细胞型白血病 | 急性单核细胞型白血病 |
|---|---|---|---|
| 活体死前染色 | 原粒不活动，线粒体多而细小，分布均匀 | 原淋不活动，线粒体较少而粗，常聚于核旁 | 原单活动较强，线粒体聚于核凹处 |
| 相差显微镜 | 原粒核结构细致，浆内可见少数颗粒 | 原淋核结构较粗，浆较原单透明 | 原单浆不透明，核与浆之间模糊不清 |
| 缓解率 | 50%左右 | 80%左右 | <50% |
| 病程及预后 | 较短，死于感染及出血 | 相对较长 | 短，死于感染及出血 |

（李顺保　朱燕）

# 第七章 从眼视乳头病变看全身性疾病

## 第一节 概述

视乳头位于眼球内层视网膜上，距黄斑鼻侧约 3mm 处，约 1.5mm×1.75mm 大小，边界清晰，呈橙红色圆形盘状，故又称视盘。中央呈漏斗状凹陷，称生理凹陷，名视环，凹陷内有暗灰色小点，为视神经穿过巩膜处，名巩膜筛板。视乳头因仅有视神经，无感光细胞，故无视觉，是一盲点，称生理盲点。视乳头上有许多微血管，即视网膜中央动静脉，鼻侧较多，颜色较颞侧稍红。

## 第二节 视乳头水肿的病理改变

### 一、视乳头水肿的形态学和病理学改变

1. 视乳头充血：视乳头表面微血管扩张。
2. 渗出：硬性渗出和软性渗出。
3. 视乳头肿胀：从轻度视盘隆起到高出视网膜平面达 3~4D，呈蘑菇样形态。
4. 视乳头边缘模糊。

5. 视神经纤维层放射状或条纹状出血。

6. 视乳头周围神经纤维层肿胀混浊：直线形白色反光条纹丧失和弯曲，颜色变深。

7. 视盘饱满。

8. 自发性视网膜静脉搏动消失：示颅内压>200mmH$_2$O。

9. 视神经睫状静脉分流。

10. 出现 Paton 线。

## 二、视乳头水肿、缺血性视乳头病变、视乳头炎与假性视乳头炎的鉴别    见表7-1。

表7-1    视乳头水肿，缺血性视乳头病变与
假性视乳头炎的鉴别诊断表

|  | 视乳头水肿 | 缺血性视乳头病变 | 视乳头炎 | 假性视乳头炎 |
|---|---|---|---|---|
| 病因 | 颅内占位性病变，全身疾病致视网膜循环障碍（高血压性，妊娠中毒性） | 全身性疾病（高血压，动脉硬化，颞动脉炎，眼部病变）所致 | 全感染或局部炎症累及 | 多伴远视性屈光不正 |
| 临床症状 | 头痛、恶心、呕吐、阵发性视力模糊 | 视力障碍 | 视力障碍，眼痛 | 仅有视疲劳症 |
| 眼别 | 双侧 | 双眼先后发病 | 单侧或双侧 | 双侧 |
| 视力 | 早期正常或有视蒙，晚期减退、失明 | 视力减退轻重不一 | 突然视力明显减退，可逆 | 正常或有屈光不正 |
| 眼底、视乳头 | 充血、水肿明显，隆起，常>3D | 部分色淡，水肿轻 | 充血，混浊，边界模糊，轻度隆起 | 红而清晰，无水肿 |
| 视网膜血管 | 静脉高度曲张，动脉较细 | 动脉硬化 | 静脉扩张迂曲 | 正常 |

| | 视乳头水肿 | 缺血性视乳头病变 | 视乳头炎 | 假性视乳头炎 |
|---|---|---|---|---|
| 视网膜出血 | 较多 | 少数出血点 | 少数浅层出血 | 无 |
| 视野改变 | 生理盲点扩大，无中心暗点 | 扇形或局限性缺损 | 中心暗点，或向心性缩小 | 正常 |
| 颅内压 | 增高 | 正常 | 正常 | 正常 |
| 视力恢复 | 恢复较慢，持续压迫致视神经萎缩、视力降低或失明 | 恢复慢，严重者视力降低或失明 | 恢复较快，严重者可因视神经萎缩致视力降低或失明 | 视力无改变 |

197

## 第三节　视乳头水肿与脑疾病的鉴别诊断

　　视乳头水肿都因颅内压增高所致，也就是说，视乳头水肿亦是颅内增高的眼底标示，颅内压增高，可因多种脑疾病所致，其检查和鉴别诊断思维程序见图7-1。

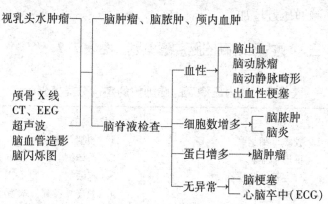

图7-1　视乳头水肿与脑疾病的鉴别诊断思维程序表

第七章　从眼视乳头病变看全身性疾病

# 第四节　颅内压增高的临床表现

## 一、临床症状

出现头痛、呕吐、耳鸣、目眩、表情淡漠、呆滞、嗜睡等症状，随着颅内压进一步增高，头痛加剧，呕吐呈喷射状，意识障碍急转直下，陷入昏迷，可伴有兴奋躁动或癫痫样抽搐，进入深度昏迷。

## 二、临床体征

1. 眼底和瞳孔改变，可见视乳头水肿，瞳孔先缩小，随即散大。

2. 血压升高，收缩压升至200mmHg，心率减缓至40次/分；呼吸变为不规则，或出现抽泣样呼吸、间歇性呼吸等。

3. X线或CT颅脑摄片，可见蝶鞍骨质吸收以及蝶鞍扩大，脑回压迹增加。

## 三、颅内压增高的脑肿瘤鉴别　见表7-2

表7-2　颅内压增高的脑肿瘤的定位分类鉴别表

| 一、大脑半球 | 二、视交叉部 |
|---|---|
| 1. 胶质母细胞瘤 | 1. 颅咽管瘤 |
| 2. 星形细胞瘤 | 2. 垂体瘤 |
| 3. 少突神经胶质瘤 | 3. 脑膜瘤 |
| 4. 脑膜瘤 | 4. 表皮样囊肿，畸胎瘤 |
| 5. 室管膜瘤 | 5. 脊索瘤 |

| | |
|---|---|
| 6. 成胶质细胞瘤（恶性胶质瘤） | 六、脑干下部 |
| 三、第三脑室 |   1. 星形细胞瘤 |
|   1. 胶质囊肿 |   2. 成胶质细胞瘤 |
|   2. 室管膜瘤 |   3. 成胶质母细胞瘤 |
|   3. 成胶质细胞瘤 |   4. 脊索瘤 |
|   4. 脉络丛乳头状瘤 |   5. 脑膜瘤 |
|   5. 脑膜瘤 | 七、小脑 |
| 四、侧脑室 |   1. 髓母细胞瘤 |
|   1. 室管膜瘤 |   2. 星形细胞瘤 |
|   2. 脑膜瘤 |   3. 脑膜瘤 |
|   3. 脉络丛乳头状瘤 | 八、第四脑室 |
|   4. 表皮样囊肿 |   1. 室管膜瘤 |
| 五、脑干上部 |   2. 脑络丛乳头状瘤 |
|   1. 成胶质母细胞瘤 |   3. 成胶质细胞瘤 |
|   2. 少突胶质细胞瘤 | 九、小脑脑桥角 |
|   3. 星形细胞瘤 |   1. 神经瘤 |
|   4. 松果体肿瘤 |   2. 脑膜瘤 |
|   5. 成胶质细胞瘤 |   3. 表皮样囊肿 |

说明：脑肿瘤的诊断要点：

1. 颅内压增高症

①小儿反复发作性头昏、呕吐及头颅增大。

②成人进行性头痛，呕吐，视乳头水肿。

2. 局灶性症状

①额叶：自主运动，语言表达及精神活动障碍。

②顶叶：中枢性感觉障碍，左侧半球顶叶损害，Gerstmann 综合征（手指失认，左右区别不能，失算和失写）。

③颞叶：精神性癫痫及视野改变。

④枕叶：视觉障碍。

⑤丘脑：迟钝、嗜睡等意识障碍，偏身感觉缺失。

⑥脑室系统：间歇性颅压增高（第三脑室），强迫头位以减少呕吐、眩晕（第四脑室）。

⑦脑干：逐渐加重的交叉性瘫痪或交叉性感觉障碍。

⑧小脑：肢体或躯干共济失调。

⑨小脑脑桥角：患侧脑桥发出的Ⅴ、Ⅵ、Ⅶ脑神经障碍（可侵及尾组脑神经）及小脑症状。

⑩鞍区肿瘤：视神经交叉的压迫及内分泌症状。

3. 头部 CT 和 MRI 检查进行定位定性。

# 第五节　脑水肿的分类鉴别诊断

脑水肿的分类鉴别诊断，见表 7-3。

表 7-3　脑水肿的分类鉴别诊断表

| | 血管性 | 细胞毒性 | 间质性 | 渗透性 |
|---|---|---|---|---|
| 病因 | 脑肿瘤，脑脓肿，脑损伤，出血，炎症 | 脑缺氧，各种中毒 | 交通性或非交通性脑积水，假性脑瘤 | 糖尿病酮症酸中毒 |
| 发病机理 | 毛细血管渗透性增加 | 胶质细胞神经元内皮细胞肿张 | 脑脊液吸收受阻，脑内液体增加 | 抗利尿激素分泌不当，出现血浆低钠、低渗透压 |
| 水肿部位 | 白质为主，细胞外间隙积液 | 灰质或白质细胞内肿胀 | 脑室周围白质 | 灰、白质均有水肿，但白质明显 |
| 水肿液 | 血浆滤液，包括血浆蛋白 | 血浆超滤液，无蛋白漏出，细胞内水分及钠增加 | 脑脊液 | 钠离子浓度↓钾离子浓度↓↓↓ |
| 血管渗透压 | 增加 | 正常 | 正常 | 增加或降低 |

（李顺保　朱燕）

# 第八章　从突眼症看全身性疾病

## 第一节　概述

眼球正常时，平视正前方，眼球突出度（使用 Hertel 眼球突出计测仪），男性 $13.67 \pm 0.20$mm，女性 $12.57 \pm 0.24$mm，两眼间差值不超过 2mm，临床上将眼球突出度>22mm，或两眼间差值>2mm，诊断为病理性眼球突出，临床上可见一侧或双侧眼球突出，名突眼症。

## 第二节　双侧突眼症的鉴别诊断

双侧眼球突出征常见于突眼性甲状腺功能亢进症（甲亢）、白血病、淋巴样瘤等。弥漫性甲状腺肿并甲状腺功能亢进症与结节性甲状腺肿并甲状腺功能亢进症的鉴别诊断，见表 8-1。

## 表 8-1　弥漫性甲状腺肿并甲状腺功能亢进症与结节性甲状腺肿并甲状腺功能能亢进症的鉴别诊断表

| | 弥漫性甲状腺肿并甲状腺功能亢进症 | 结节性甲状腺肿并甲状腺功能亢进症 |
|---|---|---|
| 发病 | 可见其他自身免疫性疾病，如重症肌无力、类风湿性关节炎、原发性血小板减少性紫癜、糖尿病、慢性淋巴细胞甲状腺炎并存 | 常发生于原有结节性甲状腺肿多年的病人 |
| 性别 | 女性多见 | 女性多见 |
| 年龄 | 20~40 岁 | >40 岁 |
| 甲状腺肿 | 弥漫性 | 结节性 |
| 甲状腺血管杂音 | 可有 | 可有 |
| 突眼征 | 有 | 无 |
| 神经质 | 明显 | 可有 |
| 皮肤改变 | 潮红、多汗、手掌温热潮湿 | 可有 |
| 胫前局限性黏液性水肿 | 有 | 无 |
| 食欲改变 | 多食易饥 | 可有 |
| 体重减轻 | 多见 | 可见 |
| 心动过速 | 明显，> 100 次/min，睡眠时心率仍>85 次/min。 | 可见 |
| 心房纤颤 | 少见 | 常见 |
| 心衰 | 少见 | 常见 |
| T3、T4、rT3 | 均升高，T3 更明显 | T4 轻度升高，T3 升高明显 |
| $^{131}$I 吸收率 | 升高，峰值前移 | 降低或升高，可不明显 |

| | 弥漫性甲状腺肿并甲状腺功能亢进症 | 结节性甲状腺肿并甲状腺功能亢进症 |
|---|---|---|
| $^{131}$I 甲状腺扫描 | 呈弥漫性分布 | 集中于一个或数个结节 |
| 长效甲状腺刺激因子（LAB） | + | − |
| 对$^{131}$I 治疗反应 | 需小剂量 | 需大剂量 |
| 抗甲状腺药治疗永久缓解率 | >25% | <5% |
| 治疗后甲减发生率 | 高 | 低 |
| 手术后复发 | 有 | 无 |

说明：确立为甲状腺肿大的病人均应进行如下基本检查：

1. 甲状腺功能测定，包括$^{131}$I 摄取率，血清 T3、T4、rT3、TSH 测定。

2. 甲状腺抗体检查，如甲状腺蛋白抗体（TGA）、微粒体抗体（TMA）、甲状腺刺激免疫球蛋白等。

3. 甲状腺扫描

某些特殊检查项目可根据需要适当选择

# 第三节　甲亢突眼症

甲状腺功能亢进症的突眼症必须与恶性突眼症或称垂体性突眼症相区别，甲亢突眼症与恶性突眼症的鉴别，见表 8-2。

表 8-2　甲状腺功能亢进性突眼症与恶性突眼症的鉴别诊断表

|  | 甲状腺功能亢进突眼症 | 恶性突眼症 |
|---|---|---|
| 病因 | 甲状腺功能亢进 | 垂体病变 |
| 性别 | 女多于男 | 男多于女 |
| 年龄 | 20~40 岁 | >40 岁 |
| 甲状腺 | 肿大明显 | 肿大不明显 |
| 突眼症 | 双侧多见 | 一侧明显，二侧相差>2mm |
| 甲亢症状 | 明显 | 无 |
| T3、T4、γT3 | 均上升 | 正常 |
| 眼压 | 增高不明显 | 增高明显 |
| 黏液性水肿 | 胫前少见 | 胫前多见 |
| 颅脑 CT | 无异常 | 可见阳性病灶 |

（李顺保　朱燕）

# 第九章　从视交叉病变看全身性疾病

## 第一节　概述

视交叉由双侧视神经向颅内延伸会合而成，位于蝶鞍区，前上方有大脑前动脉与前交通动脉，后缘为第三脑室漏斗隐窝，下方为垂体。视交叉与垂体之间的位置可分四型：5%视交叉位于蝶骨神经沟内；12%视交叉位于蝶鞍正上方；79%视交叉位于蝶鞍稍后及蝶鞍背部，后缘在蝶鞍背上方，为正常；4%视交叉位蝶鞍背后部。

视交叉出现病变有三类：①视交叉前角病变：一眼出现中心暗点，另一眼出现偏盲，名为"交界性暗点"。②视交叉体部病变：双眼颞侧偏盲。③视交叉后角病变：非一致性同侧偏盲。

## 第二节　视交叉病变与肿瘤

视交叉病变90%以上由占位性疾病引起，其鉴别诊断，见表9-1。

## 表9-1　视交叉综合征的鉴别诊断表

| | 部位 | 年龄 | 垂体前叶功能 | 尿崩症 | 颅内高压 | 视力障碍 | X线影像 |
|---|---|---|---|---|---|---|---|
| 垂体腺瘤 | 蝶鞍内 | 30～50岁 | 亢进或减退 | 无 | 正常 | 视神经萎缩，双颞侧偏盲 | 蝶鞍球形扩大，鞍底变薄，前床突侵蚀 |
| 颅咽管瘤 | 蝶鞍上多见 | <10岁多见，成人偶见 | 减退 | 可有嗜睡，烦渴 | 儿童早期增高，成人少见 | 儿童：视乳头水肿。成人：视神经萎缩，双颞侧偏盲 | 鞍上有蝶形钙化(70%～80%)，蝶鞍变薄变浅，鞍背脱钙 |
| 视交叉胶质瘤 | 蝶鞍上 | <10岁 | 偶有减退 | 无 | 晚期可增高 | 视神经萎缩；视野不规则缺损，中心暗点 | 蝶鞍正常，一侧或两侧视神经孔扩大，前床突侵蚀 |
| 鞍结节脑膜瘤 | 蝶鞍上 | 20～50岁，女性多见 | 正常 | 无 | 无 | 有，左右差异明显 | 蝶鞍大致正常，鞍结节骨质增生 |
| 异位松果体瘤 | 视交叉 | <20岁，男性多见 | 严重障碍 | 有 | 无 | 有 | 蝶鞍无变化 |
| 漏斗部星状细胞瘤 | 丘脑下部 | 10～15岁 | 正常 | 可有 | 有，显示三脑室症状 | 可有 | 蝶鞍无变化 |

|  | 部位 | 年龄 | 垂体前叶功能 | 尿崩症 | 颅内高压 | 视力障碍 | X线影像 |
|---|---|---|---|---|---|---|---|
| 动脉瘤 | 鞍上，鞍内 | 成年 | 正常 | 无 | 无 | 无 | 蝶胺无变化，偶见环形钙化影 |
| 视交叉蛛网膜炎 | 视神经和视交叉 | 任何年龄 | 正常 | 无 | 有 | 视乳头水肿，中心暗点，视野向心性缩小 | 蝶鞍无变化 |

（李顺保　朱燕）

第九章　从视交叉病变看全身性疾病

# 第十章　从眼底血管病变看全身性疾病

## 第一节　概述

　　眼底的血液供应由视网膜中央血管系统和睫状血系统完成，分有动脉、静脉及微血管，即视网膜中央动脉和视网膜中央静脉，以及睫状后长动脉、睫状后短动脉、睫状前动脉、睫状前静脉、涡静脉等，微血管（毛细血管）系上述动静脉微细血管，供应眼底血液和血循环，但动静脉的走向不完全相同。

## 第二节　肾炎的眼底血管病变

　　肾炎的眼球呈现球结膜微循环异常，以微细静脉弯曲度增加为主，约占84.3%，其次表现为微细动脉变直变细，毛细血管瘤囊状扩张，血柱不匀，可见出血点及血管稀疏等表现。球结膜微循环异常可作为肾炎的观察指标之一，另外亦见视乳头充血、水肿，视网膜水肿、出血、呈线状、斑点状、火焰状或圆形，又见棉絮状渗出物，黄斑出现星芒状硬性渗出。

　　慢性肾炎50%以上有眼底改变，伴有肾功能不全者，

75%以上有眼底改变，尿毒症患者近100%有眼底改变。

# 第三节　肾炎与肾静脉血栓形成及高血压病的鉴别诊断

急进性肾炎、急性间质性肾炎、肾静脉血栓形成与急进性高血压病的鉴别诊断，见表10-1

**表10-1　急进性肾炎、急性间质性肾炎、肾静脉血栓形成与急进性高血压病的鉴别诊断表**

| | 急进性肾炎 | 急性间质性肾炎 | 肾静脉血栓形成 | 急进性高血压病 |
|---|---|---|---|---|
| 病因 | 原发性、继发性（如系统性红斑狼疮性肾炎、过敏性紫癜性肾炎，Goodpasture综合征等） | 全身严重感染，严重药物过敏（半合成青霉素、氨基糖甙类抗生素、非类固醇抗炎药等），特发性 | 高凝状态，肾病综合征，肾静脉受压(巨大妊娠子宫，肾肿瘤) | 未明 |
| 发病 | 急 | 急 | 缓或急 | 急 |
| 症状特点 | 疲乏，无力，精神萎靡，发热，腹痛，皮疹 | 高热寒战，全身衰弱，腰痛，肾叩击痛，皮疹，关节痛，淋巴结肿大 | 发热，腰痛，反复发作性肺梗塞，腹壁静脉侧支循环 | 头痛，恶心，呕吐，视力障碍，抽搐昏迷，舒张压多>13.3kpa |
| 水肿 | +～+++ | +～++ | +++ | -～+ |
| 高血压 | +～++ | + | + | +++ |
| 肉眼血尿 | +++ | +++ | +++ | +～+++ |
| 蛋白尿 | ++ | +～++ | +++ | + |

第十章　从眼底血管病变看全身性疾病

| | 急进性肾炎 | 急性间质性肾炎 | 肾静脉血栓形成 | 急进性高血压病 |
|---|---|---|---|---|
| 贫血 | +++ | + | − | + |
| 血白细胞数 | → | 中性、嗜酸粒细胞↑ | → | → |
| 尿镜检 | 多量红细胞及红细胞管型 | 红、白细胞，上皮细胞管型、脱落的肾乳头坏死组织 | 持续性多量红细胞、脓细胞 | 持续性多量红细胞 |
| 低蛋白血症 | + | + | +++ | − |
| 高脂血症 | −~+ | −~+ | +++ | − |
| 血 FDP | ↑ | − | ↑ | |
| 免疫检查 | 抗基膜抗体（+） | IgE↑ | − | − |
| 肾小管功能不全 | − | + | | |
| BUN、Gr | ↑↑↑ | ↑↑↑ | ↑↑↑ | ↑↑↑ |
| 肾功衰竭 | + | | + | + |
| 眼底改变 | 视乳头水肿，后期出现眼底病变在肾功减退后出现 | − | − | 出血、渗出、视乳头水肿，早期出现，眼底病变在肾功能减退前出现 |
| X 线影像 B 超声像 | 肾脏大小正常或增大，轮廓整齐 | 双侧肾脏肿大 | 两侧肾脏大小不一，输尿管上 1/3 处串珠项圈样改变 肾静脉造影：血栓部位充盈缺损 | 心脏扩大 |

|  | 急进性肾炎 | 急性间质性肾炎 | 肾静脉血栓形成 | 急进性高血压病 |
|---|---|---|---|---|
| 肾活检 | 50%～70%肾小球呈新月体病变 | 肾间质弥漫性浸润，肾小管基膜增厚，有免疫物沉积 | 膜性或膜—增殖型肾炎改变，静脉内血栓形成，间质水肿，纤维化 | 肾小动脉异常，伴继发性肾小球病变 |

（李顺保　朱燕）

第十章　从眼底血管病变看全身性疾病

# 第十一章　从眼角结膜干燥性病变
# 看全身性疾病

## 第一节　概述

眼角膜（cornea），中医名"黑睛"。位于眼球前端中央，约占眼外层纤维膜 1/6，表面光滑，透明，无血管，有弹性，是重要的屈光间质，表面被泪膜覆盖。

角膜呈圆形，角膜周围是角膜缘，与巩膜相连。角膜前表面的曲率半径约为 7.8mm，后表面的曲率半径约为 6.8mm。角膜横径 $11.58 \pm 0.01$mm，纵径 $10.59 \pm 0.01$mm。角膜厚度 $0.48 \sim 0.54$mm，中央厚度 0.54mm。角膜表面积 1.3cm$^2$，系眼球总面积的 1/14。

角膜结构共分五层：上皮细胞层、前弹力层、后弹力层、内皮细胞层。角膜表层覆盖约 $7\mu$m 的泪膜，泪膜的泪液与角膜上皮在解剖生理上具有密切关系。

结膜（conjunctiva）是一层薄而透明的黏膜组织，起自眼睑缘部末端，终止于角巩膜缘，覆盖于眼睑内面的结膜名睑结膜，覆盖于前部巩膜表面的结膜名球结膜，两者之间形成反折的结膜名穹隆部结膜。

泪器由分泌泪液的泪腺（lacrimal gland）和排泄泪液的泪道（lacrimal passages）组成。泪腺，中医称泪泉，位于眼眶前外上方的泪腺窝内，长约22mm，宽约12mm。泪腺共有排泄管 10~20 条，能分泌浆液（泪液）润湿眼球。泪道，中医称"泪窍"，起于上、下睑缘后唇，终止于下鼻道，是泪液的排泄通道，由泪点、泪小管、泪囊、鼻泪管组成。

泪膜（tear film）系角膜正前方有一层约 7μm 厚，需靠瞬目而使其周期更新者，其功能是保持角膜的润湿态，维持正常的屈光度。泪膜由外层（脂层）、中层（水层）、内层（黏液层）组成。

## 第二节　干眼症

### 一、概述

干眼（dry eye）是指任何原因引起的泪液质和量异常或动力学异常导致的泪膜稳定性下降，并伴有眼睛干涩感、异物感、烧灼感、易疲劳、难以名状的不适等，导致眼表组织病变为特征多种疾病总称眼干燥症（ophthalmoxerosis）。干眼包括干眼症及干眼病。干眼的症状为一过性，且无干眼的各种体征，尤其是没有眼表的损害，亦无全身性原因，这类称之为干眼症；既有症状又有体征者称为干眼病。

美国 10%~15% 的成年人干眼，日本为 17.0%，澳大利亚 10.3%，我国至今无明确的干眼流行病学的调查，但发病率可能较美国更高。

### 二、干眼的分类

1995 年美国干眼研究小组的分类：

干眼分为泪液生成不足型（deficient aqueous production）

和蒸发过强型（over evaporation）两种类型。前者是由于主泪腺疾病或者功能不良导致的干眼，即为水样液缺乏性干眼症（aqueous tear deficiency，ATD），又可分为 Sjögren's 综合征所致干眼症（Sjögren's syndrome，SS－ATD）及非 SS－ATD。后者主要指睑板腺功能障碍（meilomain gland dysfunction，MGD）。SS 中的 KCS 原因未明，可能与因自身免疫淋巴细胞浸润泪腺和唾液腺有关。

## 三、干眼的检查方法

1. 泪液分泌试验：参考值正常为 10~15mm，<10mm 为低分泌，<5mm 为干眼。无眼部表面麻醉情况下，测试的是主泪腺的分泌功能，表麻后检测的是副泪腺的分泌功能（基础分泌），观察时间同为 5 分钟，酚红棉丝试验，标准 70mm 酚红棉丝置于下睑穹隆部，被检者前视 15s，变红色部分<9mm/15s 为阳性。也可将棉丝放置 120 秒钟后取出测湿长。

2. 泪膜破裂时间：参考值正常为 10~45s，<10s 为泪膜不稳定。

3. 泪液渗透压：参考值干眼症和接触镜佩戴者泪液渗透压较正常人增加 25moms/L，如大于 312moms/L，可诊断干眼症。具有特异性，有较高的干眼早期诊断价值。

4. 乳铁蛋白：参考值正常值为 1.46±0.32mg/ml，40 岁后开始下降，70 岁后明显下降。69 岁以前如低于 1.04mg/ml，70 岁以后如低于 0.85mg/ml 则可诊断干眼症。

5. 泪液蕨类试验：参考值正常者有良好蕨类形成，黏蛋白缺乏者例如（眼类天疱疮：Stevens-Johnson 综合征）蕨类减少甚至消失。

6. 虎红染色：参考值敏感性高于荧光素染色，角、结膜失活细胞着染为阳性细胞。最近发现它也可以使未被泪液黏蛋白包裹的上皮细胞着色。虎红较荧光素对于早期轻度的角结膜干燥症的诊断更为敏感。

7. 丽丝胺绿染色：参考值失活变性细胞和缺乏黏蛋白覆盖的角结膜上皮细胞着染，没有虎红染料的刺激性，更容易为受检查者接受。

8. 荧光素染色：参考值阳性代表角膜上皮缺损，提示角膜上皮细胞层的完整性被破坏，必须注意的是干眼最早出现眼表损害是发生于结膜，而不是角膜。

9. 泪液溶菌酶含量：参考值正常人均值为 $1700\mu g/ml$，如含量<$1200\mu g/ml$，或溶菌区<$21.5mm^2$，则提示干眼。

10. 干眼问卷评分：按照干眼有关的常见症状有无或程度，相关病史，设计一系列问题。根据患者选择答案的累及分数，判断是否有干眼存在。其优点在于方便、经济，特异性和敏感性高，便于大范围人群筛查。

11. 泪河弯曲面的曲率半径：参考值裂隙灯下测量泪河曲率半径，正常为>0.5~1.0mm，≤0.35mm 则诊断为干眼，该方法为非侵袭性检查，应用方便，特异性强。

12. 泪液清除率检查：应用荧光光度测定法检测。

13. 活检及印迹细胞学检查：参考值结膜杯状细胞密度降低、细胞核浆比增大、上皮细胞鳞状化生，角膜上皮结膜化。通过计算结膜中杯状细胞密度，可间接评估疾病严重程度。

14. 角膜地形图检查：了解角膜表面规则性，干眼患者的角膜表面规则参数比正常人增高，且增高程度与干眼严重程度呈正相关。

15. 血清学检查：干燥综合征常见 ANA 抗体、类风湿因子等阳性。

## 四、干眼病因分类

1. 水液缺乏性干眼：主要由泪腺功能低下所致，泪腺功能的破坏可以先天的（如先天性无泪腺症等），亦可能是后天因素造成的（如某些自身免疫性疾病、感染、外伤、药物毒性等）。降低角膜敏感性的手术如：PRK 和 LASIK 也常会引起几个月的干眼症状。随着角膜敏感性的恢复，这些症状也会得到缓解。

2. 黏蛋白缺乏性干眼：Steven-Johnson 综合征、眼类天疱疮、沙眼、化学伤等所致的干眼症。

3. 脂质缺乏性干眼：主要由睑板腺功能障碍引起。

4. 泪液动力学（分布）异常所致干眼症：如眼睑缺损、内外翻等可导致瞬目不完全，泪液不能均匀分布而引起干眼症，佩戴角膜接触镜导致瞬目减少，引起的干眼症也属于此类。

干眼的分类并不是相互完全独立的，实际上，它们的分类常常交叉，甚至同时存在，很少单独出现。

## 五、干眼症的诊断

1. 症状。
2. 泪膜不定。
3. 眼表面上皮细胞的损害。
4. 泪液的渗透压增加，可以对绝大多数干眼症者做出诊断。

注：干眼症系眼科疾病，不合本书编撰宗旨，故简略而详干眼检查法。

# 第三节 干燥综合征的眼部表现

## 一、概述

干燥综合征（Sjögren's syndrome，SS），又名 Sjögren's 综合征，口、眼干燥和关节炎综合征，是一种主要累及外分泌腺体的慢性炎症性自身免疫病。因其免疫性炎症反应主要表现在外分泌腺体的上皮细胞，故又名自身免疫性外分泌腺体上皮细胞炎或自身免疫性外分泌病。临床除有涎腺和泪腺受损功能下降而出现口干、眼干外，尚有其他外分泌腺及腺体外其他器官受累而出现多系统损害的症状。

本病分为原发性和继发性两类，前者指不具另一诊断明确的结缔组织病（CTD）的 SS。后者是指发生于另一诊断明确的 CTD。两者的鉴别诊断，见表 11-1。

表 11-1　原发性与继发性 Sjögren 综合征的鉴别诊断表

| 原发性 Sjögren 综合征 | 1. 干燥性角膜炎<br>①泪液流率减少：滤纸试验：将 41 号 Whatman 滤纸切成 35×5mm，在一端的 5mm 处折叠成直角后插入病人下眼睑的结膜穹隆的中外 1/3 处，同时作双侧测定。5 分钟后取出，测量从折叠处算起的湿润长度，>15mm 为正常，≤10mm 为异常。<br>②角膜染色阳性：将荧光素滴入被试的双眼后立即用生理盐水冲洗，在裂隙灯下检查角膜上的染色点，>10 则为阳性。<br>③泪膜破碎时间：在裂隙灯下观察角膜上泪膜最早出现干燥区的时间，<10s 者为异常。 |
| --- | --- |

| | |
|---|---|
| 原发性 Sjögren<br>综合征 | 2. 口干燥症<br>①唾液流量减少：直接测定法：患者静坐，留取其 10<br>分钟唾液，离心去沉淀，计其流率，正常值为 0.25<br>±0.17ml/min，同时测唾液中 IgA 含量，正常值为<br>6.2±4.2u/ml。流率减低或 IgA 增高则为异常。<br>②腮腺造影异常：可见腺体点状扩张伴分支导管异常、<br>球状扩张、空腔形成，腺体破坏等形态。<br>③同位素$^{99}$TC 唾液腺功能测定<br>3. 下唇活检：发现小唾液腺有大量淋巴细胞浸润，在<br>4mm$^2$ 面积中至少有 2 个淋巴细胞灶（≥50 个淋巴细<br>胞团聚为一个灶）<br>4. 实验室检查<br>①类风湿因子阳性。<br>②血沉增快。<br>③高 γ 球蛋白血症。<br>④抗核抗体阳性。<br>⑤抗 SSA 或抗 SSB 抗体阳性。<br>在除外淋巴瘤、移植物抗宿主病、获得性免疫缺陷综<br>合征、结节病后，凡具上述 4 项者为肯定 Sjögren 综合<br>征，仅有 3 项者为可能 Sjögren 综合征 |
| 继发性 Sjögren<br>综合征 | 在干燥性角膜炎和（或）口干燥征基础上伴发另一自<br>身免疫性疾病<br>1. 类风湿性关节炎（RA）<br>2. 系统性红斑狼疮（SLE）<br>3. 进行性系统性硬化症（PSS）<br>4. 多发性肌炎（PM）<br>5. 结节性多动脉炎（PAN）<br>6. 原发性胆汁性肝硬变（PBC）<br>7. 慢性活动性肝炎（CAH）<br>8. 血管炎<br>9. 甲状腺炎<br>10. 混合性结缔组织病（MCTD）<br>11. 高 γ 球蛋白性紫癜 |

原发性干燥综合征（pSS）属全球性疾病，用不同的诊断标准在我国人群的患病率为 0.29%~0.77%，在老年人群中患病率为 3%~4%。本病女性多见，男女比为 1：9~1：20。发病年龄多在 40~50 岁，也见于儿童。

## 二、临床表现

1. 局部表现

（1）口干燥症

①70%~80%的患者口干。

②猖獗性龋齿是本病的特征。

③腮腺炎。

④舌部表现为舌痛，舌面干裂，舌乳头萎缩而光滑。

⑤口腔黏膜出现溃疡或继发感染。

（2）干燥性角结膜炎：眼干涩、异物感、泪少等症状，严重者痛哭无泪。部分患者有眼睑缘反复化脓性感染、结膜炎、角膜炎等。

（3）其他浅表部位：如鼻、硬腭、气管及其分支、消化道黏膜、阴道黏膜的外分泌腺体均可受累，使其分泌较少而出现相应症状。

2. 系统表现

（1）皮肤

①过敏性紫癜样皮疹：多见于下肢，为米粒大小边界清楚的红丘疹，压之不褪色，分批出现。

②结节红斑较为少见。

③雷诺现象：多不严重，不引起指端溃疡或相应组织萎缩。

（2）骨骼肌肉：关节痛较为常见。关节结构的破坏非本病的特点。

（3）肾：主要累及远端肾小管，表现为因 I 型肾小管酸中毒而引起的低血钾性肌肉麻痹，严重者出现肾钙化、肾结石及软骨病。表现为多饮、多尿的肾性尿崩亦常出现于肾小管酸中毒患者。近端肾小管损害较少见。小部分出现较明显的肾小球损害，临床表现为大量蛋白尿、低白蛋白血症甚至肾功能不全。

（4）肺：大部分患者无呼吸道症状。轻度受累者出现干咳，重者出现气短。少数人可因此导致呼吸功能衰竭而死亡。另有小部分患者出现肺动脉高压。

（5）消化系统：萎缩性胃炎、胃酸减少、消化不良等非特异性症状。约20%患者有肝脏损害，特别是部分患者合并自身免疫性肝炎或原发性胆汁性肝硬化。慢性胰腺炎亦非罕见。

（6）神经系统：以周围神经损害为多见，不论是中枢或周围神经损害均与血管炎有关。

（7）血液系统：白细胞减少或（和）血小板减少，血小板低下严重者可伴出血现象。本病淋巴肿瘤的发生率约为健康人群的44倍。

## 三、诊断要点

1. 症状及体征

（1）口腔症状：①口干持续 3 个月以上，需频频饮水、半夜起床饮水等；②腮腺反复或持续性肿大；③吞咽干性食物有困难，必须用水辅助；④有猖獗性龋齿，舌干裂，口腔往往继发有霉菌感染。

（2）眼部症状：①眼干持续 3 个月以上；②眼内磨砂感；③每日需用人工泪液 3 次或 3 次以上；④其他有阴道干涩、皮肤干痒、临床或亚临床型肾小管酸中毒或上述其他系统症状。

2. 辅助检查

（1）眼部：①Schirmer（滤纸）试验（+）：即≤5mm/5min（健康人为>5mm/5min）；②角膜染色（+）：双眼各自的染点>10个；③泪膜破碎时间（+）：即≤10s（健康人>10s）。

（2）口腔：①涎液流率（+）：即15分钟内收集到自然流出涎液≤1.5ml（健康人>15m）；②腮腺造影（+）：即可见末端腺体造影剂外溢呈点状、球状的阴影；③涎腺核素检查（+）：即涎腺吸收、浓聚、排出核素功能差；④唇腺活检组织学检查（+）：即在 $4mm^2$ 组织内有50个淋巴细胞聚集则称为1个灶，凡示有淋巴细胞灶≥1者为（+）。

（3）尿：尿 pH 多次>6则有必要进一步检查肾小管酸中毒相关指标。

（4）周围血检测：可以发现血小板低下，或偶有的溶血性贫血。

（5）血清免疫学检查：①抗 SSA 抗体：是本病中最常见的自身抗体，约见于70%的患者；②抗 SSB 抗体：有称是本病的标记抗体，约见于45%的患者；③类风湿因子：约见于70%~80%的患者，且滴度较高常伴有高球蛋白血症；④高免疫球蛋白血症，均为多克隆性，约见于90%患者。

（6）其他：如肺影像学，肝肾功能测定可以发现有相应系统损害的患者。

## 四、诊断标准

2002 年修订的 pSS 国际分类标准，见表 11-2，其敏感性为88.3%~89.5%，特异性为95.2%~97.8%。2012 年 ACR 提出新的分类标准，见表 11-3。

**表 11-2　2002 年干燥综合征国际分类（诊断）标准**

Ⅰ　口腔症状：3 项中有 1 项或 1 项以上
　1. 每日感口干持续 3 个月以上
　2. 成年后腮腺反复或持续肿大
　3. 吞咽干性食物时需用水帮助

Ⅱ　眼症状：3 项中有 1 项或 1 项以上
　1. 每日感到不能忍受的眼干持续 3 个月以上
　2. 有反复的沙子进眼或砂磨感觉
　3. 每日需用人工泪液 3 次或 3 次以上

Ⅲ　眼部体征：下述检查任 1 项或 1 项以上阳性
　1. Schirmer 试验（+）（≤5mm/5min）
　2. 角膜染色（+）（≥4 van Bijsterveld 计分法）

Ⅳ　组织学检查：下唇腺病理示淋巴细胞灶≥1（指 4mm² 组织内至少有 50 个淋巴细胞聚集于唇腺间质为一个灶）

Ⅴ　唾液腺受损：下述检查任 1 项或 1 项以上阳性
　1. 唾液流率（+）（≤1.5ml/15min）
　2. 腮腺造影（+）
　3. 唾液腺放射性核素检查（+）

Ⅵ　自身抗体：抗 SSA 或抗 SSB（+）（双扩散法）
　1. 原发性干燥综合征　无任何潜在疾病的情况下，符合下述任 1 条则可诊断：a. 符合上述 4 条或 4 条以上，但必须含有条目Ⅳ（组织学检查）和（或）条目Ⅵ（自身抗体）。b. 条目Ⅲ、Ⅳ、Ⅴ、Ⅵ4 条中任 3 条阳性
　2. 继发性干燥综合征　患者有潜在的疾病（如任一结缔组织病），而符合表 11-2 的 Ⅰ 和Ⅱ中任 1 条，同时符合条目Ⅲ、Ⅳ、Ⅴ中任 2 条
　3. 必须除外　颈头面部放疗史，丙肝病毒感染，艾滋病，淋巴瘤，结节病，移植物抗宿主病，抗乙酰胆碱药的应用（如阿托品、莨菪碱、溴丙胺太林、颠茄等）

**表 11-3　干燥综合征 2012 年 ACR 分类（诊断）标准**

| 具有 SS 相关症状/体征的患者，以下 3 项客观检查满足 2 项或 2 项以上，可诊断为 SS |
| --- |
| 1. 血清抗 SSA 和（或）抗 SSB 抗体（+），或类风湿因子阳性同时伴 ANA≥1：320 |
| 2. 唇腺病理示淋巴细胞灶≥1 个/4mm²（4mm² 组织内至少有 50 个淋巴细胞聚集）干燥性角结膜炎伴 OSS（ocular staining score）：染色评分≥3 分（患者当前未因青光眼而日常使用滴眼液，且近 5 年内无角膜手术及眼睑整形手术史） |
| 必须除外：颈头面部放疗史，丙型肝炎病毒感染，艾滋病，结节病，淀粉样变，移植物抗宿主病，IgG4 相关性疾病 |

## 五、鉴别诊断

1. 系统性红斑狼疮（SLE）：pSS 多见于中老年妇女，发热，尤其是高热的不多见，无颧部皮疹，口眼干明显，肾小管酸中毒为其常见而主要的肾损害，高球蛋白血症明显，低补体血症少见，预后良好。

2. 类风湿性关节炎（RA）：pSS 的关节炎症状远不如 RA 明显和严重，极少有关节骨破坏、畸形和功能受限。RA 者很少出现抗 SSB 抗体。

3. 非自身免疫病的口干：如老年性外分泌腺体功能下降、糖尿病性或药物性口干则有赖于病史及各个病的自身特点以鉴别。

# 第四节　白塞氏病

## 一、概说

白塞氏病（Behcet' disease，SD）是依据 1937 年土耳其

皮肤科医师 Behcet 所发现的病例而命名的，又称"眼、口、生殖器综合征"。白塞氏病的病因和发病机制尚不十分清楚，目前普遍认为与遗传、感染（病毒或细菌）、过敏、免疫及环境等因素密切相关。近来发现白塞氏病患者带有自身抗体，如抗口腔黏膜、抗动脉壁抗体等，故推测白塞氏病可能是一种自身免疫疾病。近期又发现白塞氏病患者的人类白细胞抗原 HLA－B51 阳性率为 60%～88%，此为易感基因，与眼和消化道受累密切相关，故认为遗传因素在白塞氏病发病中起到重要作用。

根据 Saadoun D. Wechsler 报告的流行病学调查，白塞氏病主要好发于东亚、中东地中海地区，故有作者称"丝绸之路病"。该病发病年龄大多为 14 岁～40 岁，男女发病率之比为 3：4，但近期研究发现男女发病率无明显差异，但男性患者的眼、血管和神经系统受累较女性患者多且严重。

白塞氏病的病理改变为血管，即全身大小血管均可受累，特别是静脉、动脉和毛细血管次之。静脉表现为炎症性充血，管壁通透性增加，纤维蛋白、中性粒细胞和红细胞渗出，继而形成静脉血栓，此血栓不易机化，较易吸收而消失，但有时可形成静脉瘤。动脉则表现为血管内膜增厚、管腔变窄而缺血，或可形成动脉瘤。毛细血管表现为内皮增生肿大，周围有中性粒细胞和淋巴细胞浸润。

## 二、临床表现

1. 眼部损害：较常见，常为双侧受累，病情重，进展快。除虹膜睫状体炎、前房积脓外，可有包括前葡萄膜炎、白内障、青光眼、脉络膜炎、玻璃体炎、视网膜病变、黄斑变性、视神经炎、视神经萎缩、血管闭塞性动/静脉炎、视盘水肿等。5 年致盲率可达 25%～30%。

2. 口腔溃疡：复发性口腔溃疡，可单发或多发，2~10mm 直径大小的痛性溃疡。常分布于舌、咽、唇内侧缘和颊黏膜等处，呈圆形或椭圆形，边界明显，基底平坦呈黄色或污灰色，周围绕以边缘清晰的红晕，大部分 1~2 周可自行消退而不留疤痕，部分较深者可留有疤痕。

3. 生殖器溃疡：生殖器痛性溃疡发生率约 60%~65%。男性最多见于阴囊，阴茎、尿道相对少见，女性多见于外阴、阴道和宫颈。溃疡可为剧痛或无痛，在形态上与口腔溃疡基本相似，但出现次数少，溃疡更深大。50% 的患者愈合后留有疤痕，此有助于诊断。

4. 皮肤损害：皮损发生率仅次于口腔溃疡，约占 80%~98%，可为假性毛囊炎、结节性红斑、多形红斑、丘疹、痤疮、脓疱、脓肿等，假性毛囊炎和结节性红斑最为常见，具有诊断意义。皮肤对微小创伤的反应性增加，出现炎症反应（针刺反应），即用 20 号无菌针头在前臂屈面中部斜行刺入皮内约 0.5cm，沿纵向稍做捻转后退出，24~48 小时后针眼处发生毛囊炎样小红点或脓疱疹样改变为阳性反应，阳性率约 60%~78%，对诊断有价值且与疾病活动性相关。

5. 消化道损害：BD 累及消化道称为肠白塞氏病，全消化道均可累及，好发于回盲部。发作期可出现食欲不振、嗳气、腹胀、腹泻、便秘等症状。重者可有消化道溃疡、出血、穿孔等表现。内镜可见小肠管道扩张、结肠袋形成。

6. 神经系统损害：神经型白塞氏病指有中枢或周围神经受累者。神经系统表现可为患者的首发症状，且有复发倾向，中枢神经系统受累比周围神经多见，根据神经受累的部位可分为：（1）脑干型：可有头痛、头晕、假性球麻痹、癫痫发作、共济失调等症状；（2）脑膜脑炎型：表现为脑膜刺激征、颅内压升高、视乳头水肿、偏瘫、失语等；（3）脊髓

第十一章　从眼角结膜干燥性病变看全身性疾病

型：截瘫、尿失禁、感觉障碍等；（4）周围神经型：四肢麻木、感觉障碍等表现；（5）小脑型：表现为共济失调。此外还有静脉窦血栓形成等病变。

7. 血管和心脏损害：血管型白塞氏病累及大、中动脉和/或静脉，导致静脉血栓、动脉内膜炎、狭窄、闭塞和动脉瘤。静脉受累较动脉多见，以血栓性静脉炎最为常见，多发生于下肢静脉。心脏损害少见，但与不良预后相关，主要累及心脏瓣膜和冠状动脉，表现为心肌炎、心内膜炎、瓣膜关闭不全、心包炎、心腔内血栓形成、冠状动脉栓塞、冠状动脉瘤、心肌梗死等。

8. 关节损害：半数以上患者有关节症状，45%的患者出现关节炎，四肢大小关节及骶髂关节均可受累，单发或多发，非对称性，部分患者出现 HLA-B27 阳性。

9. 其他：肺部损害少见，以肺内血管病变为主，咯血是肺部最常见又最严重的症状，多为肺梗死或肺动脉瘤破裂，预后差；附睾、肾脏损害极少见。

## 三、诊断标准

白塞氏病无特异性血清学检查，诊断颇为困难，针刺反应是唯一特异性较强的检查，且与疾病活动性相关。

1990 年国际白塞氏病研究小组制定的诊断（分类）标准为：

反复性口腔溃疡：1 年内至少反复发作 3 次；

反复生殖器溃疡或瘢痕；

眼损害：前葡萄膜炎、后葡萄膜炎，裂隙灯检查时发现玻璃体浑浊或视网膜血管炎；

皮肤损害：结节性红斑、假性毛囊炎、脓性丘疹、未服用糖皮质激素的非青春期患者出现的痤疮样结节；

针刺试验阳性：试验 24～48 小时后由医生判定的阳性反应。

上述 5 条标准应为医师观察到或患者本人提供并被确认为可靠的。诊断白塞氏病须具备复发性口腔溃疡并且至少伴有其余 4 项中 2 项以上者。应首先除外炎性肠病、系统性红斑狼疮、赖特综合征和疱疹病毒感染等其他疾病。

2013 年国际白塞氏病研究小组对来自 27 个国家的 2556 例 BD 患者进行深入研究，并在此基础上提出了新的分类标准和评分系统，见表 11-4。新标准对眼炎、口腔溃疡、生殖器溃疡、皮肤、中枢神经系统及血管受累情况进行评分，总得分 4 分及以上可诊断为白塞氏病。其中针刺试验为非必要条件，若检查结果阳性，则加 1 分。口腔及外阴溃疡、眼、皮肤、神经系统、血管损害的定义同 1990 年分类标准。

表 11-4　2013 年国际白塞氏病分类标准和评分系统

| 临床表现 | 评分 |
| --- | --- |
| 眼部损害 | 2 |
| 口腔溃疡 | 2 |
| 外阴溃疡 | 2 |
| 皮肤损害 | 1 |
| 神经系统病变 | 1 |
| 血管表现 | 1 |
| 针刺反应阳性 | 1 |

## 四、鉴别诊断

Steves-Johnson 综合征，又称施张二氏综合征，即重型渗出性多形红斑，Reiter 综合征又名赖氏综合征、尿道炎-结膜炎-关节炎综合征，两者与白塞氏病在临床表现上有相似之处，应予以鉴别，见表11-5。

### 表 11-5　Behcet 综合征、Stevens-Johnson 综合征
### 与 Reiter 综合征的鉴别诊断表

|  | Behcet<br>综合征 | Stevens-Johnson<br>综合征 | Reiter<br>综合征 |
|---|---|---|---|
| 病因 | 未明，32.3%与结核有关，亦与 HLA-B₅密切相关 | 未明，多与药物（特别是青霉素、磺胺）或感染所致变态反应有关 | 未明，与肠道感染（福氏痢疾杆菌，芽内生杆菌）或沙眼衣形病毒（性交）感染有关 |
| 性别 | 女：男=4：3 | 男多于女 | 男多于女 |
| 年龄 | 20~40 岁 | 多数<30 岁 | 20~40 岁 |
| 发热 | 低热 | 低热或高热 | 高热 |
| 口腔病变 | 一个或多个小溃疡，针头至黄豆大，触痛明显，持续数天至数周。反复发作 | 大疱和广泛性糜烂，渗出液较多有假膜血痂，易出血，不断流出淡黄色黏稠性唾液 | 偶发口腔溃疡 |
| 皮肤病变 | 具多形式性和反复发作特点，下肢结节性红斑，毛囊样丘疹，针刺后易发生丘疹和脓疱 | 多发生于四肢，面部，背部，其次为外阴及肛周，皮损呈水肿性、多形性、扁平红斑，丘疹水疱，直至糜烂，米粒大小至融合成片 | 主要在足掌，其次为躯干，头皮，手掌，初为疱疹，继之为斑块，黏液溢出，皮肤增厚，形成角化结节或脱皮，持续数日或数月自愈，易复发 |
| 生殖器病变 | 龟头、阴道，阴唇，尿道口及阴囊，阴茎，会阴处溃疡，数目少，疼爱痛明显 | 龟头、包皮，阴茎糜烂 | 尿道炎，螺旋形龟头炎，急性宫颈炎 |
| 眼病变 | 复发性前房积脓性虹膜睫状体炎，视网膜脉络膜炎，疱疹性结膜炎，角膜炎，巩膜炎，葡萄膜炎，视神经炎，眼底出血 | 眶周肿胀，羞明，结膜炎，角膜炎，角膜糜烂，虹膜炎 | 结膜炎，虹膜炎，病程晚期偶见视神经炎，持续性色素层炎，眼内出血 |

| | Behcet 综合征 | Stevens-Johnson 综合征 | Reiter 综合征 |
|---|---|---|---|
| 关节病变 | 具有不对称性和多发性特点，常累及下肢大关节，轻度红肿疼痛 | 不对称性四肢大关节，轻度肿胀疼痛 | 不对称性多发性关节炎，下肢关节为主，肿痛明显，肌膜炎或筋膜炎引起足跟、足掌痛 |
| 其他 | 血栓性静脉炎，血栓性动脉内膜炎，心肌炎，心包炎，心肌梗塞，肠道病变，神经系统病变 | 支气管肺炎 | 少数有心脏损害，表现为心包渗出，主动脉瓣关闭不全，心电图异常 |
| 实验室检查 | 血沉增快，IgG、IgA、IgM 增高，HLA-$B_5$，61%~88%（+） | 血沉增快，白细胞增高 | 血沉增快，HLA-$B_{27}$ 70%~90%（+），关节 X 线影像：骨质疏松，间隙变窄，侵蚀性改变，骨膜炎 |
| 预后 | 并发神经系统损害者预后不良 | 重型预后不良 | 良好 |

（李顺保　朱燕）

# 第十二章 从眼部表现看全身性维生素缺乏症

## 第一节 概述

维生素（Vitamin）是维持人体正常生理功能的一类微量有机化合物，在人体生长、代谢、发育过程中具有重要作用，但维生素既不参与构成人体细胞，也不为人体提供能量，而是一类调节物质。维生素均以维生素原的形式存在于食物中，大多数维生素，机体不能合成或合成量不足，不能满足人体的需要，虽然日需量极小，常以 mg 或 μg 计算，但一旦缺乏就会引相应的维生素缺乏症，对人体健康造成损害。

人体一共需要 13 种维生素：VA、VB、VC、VD、VE、VP、VPP、VM、VT、VU、VK、水溶性维生素等，维生素分脂溶性和水溶性两大类，共有几十种。

1897 年艾克曼发现"水溶性 VB"，1912 年~1914 年，Elmer Mocollum 和 M. Davis 发现 VA，1912 年 Kazimiez Funk 发现 VB1，1926 年 D. T. Smith 和 G. Hendrick 发现 VB2，1937 年 Conrad Elvehjem 发现 VPP，1850 年 Maurice Gobley 发现 VB4，1933 年 Williams 发现 VB5，1934 年 Gyorgy 发现 VB6，1948 年 Karl Folkers 和 Alexander Todd 发现 VB12，1747 年 James Lind 发现 VC，1922 年 Edward Mellandy 发现

VD，1922 年 Herbert Evans 和 Katheine Bishop 发现 VE，1929 年 Henrik Pam 发现 VK。

缺乏不同的维生素会引发不同的维生素缺乏症的临床表现及眼部体征，下面介绍 7 种常见的维生素缺乏症的临床表现和眼部表现。

# 第二节　各种维生素缺乏症的眼部表现

## 一、维生素 A 缺乏症

（一）全身临床表现：轻度或早期表现为皮肤干燥、夜盲、毛囊角化等。晚期或严重时表现为干眼症，皮肤萎缩和角化及角膜软化等。

（二）眼部表现：轻者表现为结膜、角膜干燥、增厚、上皮角化，重者表现为角膜基底膜变性、炎症浸润、穿孔，结膜增厚形成 Bitot 斑，角膜结膜化，角化，晚期成瘢痕。

## 二、维生素 B₁ 缺乏症

（一）全身临床表现：维生素 $B_1$ 缺乏致患脚气病（Shoshin 脚气病），临床出现四肢末端麻木和刺痛（多发性周围神经病变），腓肠肌压痛明显，双下肢沉重乏力，严重时行走困难。初期腱反射亢进，后期消失。严重时出现心衰、呼衰、水肿、静脉压增加等。亚洲地区可见致命的脚气性心脏病。

（二）眼部表现：眼角结膜上皮损害，浅层角膜炎，眼球震颤，球后视神经炎，甚可见视神经萎缩、眼肌麻痹等。

### 三、维生素 B₂ 缺乏症

（一）全身临床表现：维生素 B$_2$ 又名核黄素，缺乏时，临床可出现舌炎、唇炎、口角炎、阴囊炎、皮炎等。严重时可见口角裂、鼻孔裂、中度水肿、贫血、吞咽困难、脂溢性皮炎等。

（二）眼部表现：可见角膜炎、睑缘炎、酒糟鼻性角膜炎、角膜缘区新生血管形成、白内障等表现。

### 四、维生素 B₁₂ 缺乏症

（一）全身临床表现：维生素 B$_{12}$ 缺乏可致神经系统受累，临床出现神情淡漠，皮肤感觉和肢体运动异常，幻听、幻视，甚至昏睡等表现。

（二）眼部表现：视神经萎缩、弱视、中心暗点，周围神经系统受累可出现脱髓鞘病变。

### 五、维生素 C 缺乏症

（一）全身临床表现：维生素 C 又名抗坏血酸，缺乏时临床可出现皮肤、肌肉、黏膜、齿龈红肿等部出血，四肢肿胀压痛，出现坏死性肋骨串珠，贫血症，假性瘫痪，骨质疏松等表现。

（二）眼部表现：眼部各部位（眼睑、结膜、前房、玻璃体、视网膜、视神经鞘膜、眶内）出血，易发生白内障。

### 六、维生素 D 缺乏症

（一）全身临床表现：幼婴儿缺乏维生素 D 会患佝偻病或婴儿手足搐搦症，成年人则可患软化病等。

（二）眼部表现：眼眶狭窄、眼球突出、眼睑痉挛、屈光不正等。

## 七、维生素K缺乏症

（一）全身临床表现：全身皮肤、黏膜出血，便血等。

（二）眼部表现：视网膜出血、视乳头水肿、皮质盲，甚则致视神经萎缩而盲。

（李顺保　朱燕）

# 第十三章　从中医眼五轮看全身性疾病

## 第一节　概述

　　中医眼科将眼部的解剖位置由外向内分为五部，分别为眼睑、两眦、白睛、黑睛、瞳神，又将该五部命名为肉轮、血轮、气轮、风轮、水轮。轮者，眼珠圆转运动似车轮也。

　　眼五轮与人体的五脏六腑器官的生理和病理相关联，通过观察眼五轮的变化可测知人体脏腑器官的生理和病理改变，而能辨证全身性疾病，中医名著《灵枢·大惑论》言："五脏六腑之精气，皆上注于目而为之精。精之窠为眼，骨之精为瞳子，筋之精为黑眼，血之精为络，其窠气之精为白眼，肌肉之精为约束，裹撷筋骨血气之精，而与脉并为系，上属于脑，后出于项中。"又如《审视瑶函》说："五轮者，皆五脏之精华所发，名之曰轮，其像如车轮，运动之意也。"再如《异授眼科·看眼法》说："夫天地之五行，配人身之五脏，身之五脏，合目之五经也。"《银海精微·五轮八廓总论》曰："肝属木，曰风轮，在为乌睛。心属火，曰血轮，在眼为二眦。脾属土，曰肉轮，在眼为上下胞睑。肺属金，曰气轮，在眼为白仁。肾属水，曰水轮，在眼为瞳大。"《目经大成·五轮》又曰："肝木风轮乃青晴，肉轮黄土睑脾荣，水轮肾水瞳神黑，肺本金轮白气清，两眦血轮心火赤。五轮元自五行生，五行分演成八卦，轮廓兼并脏腑明。"

# 第二节　通过五轮看脏腑病变

《黄帝内经》："有诸内者，必形诸外。"人体内外结合为一整体，其内部脏腑病变，即生理和病理变化，概可通过内外整体的渠道，必然有相应的征象显露于人的外表，如五官，皮肤等，也就是说我们通过观察、收集、归纳、分析人的体表的临床症状和临床体征变化，可以测知人体内脏腑的病变。依据此疾病诊断原理，我们可以通过观察眼五轮的临床表现而测知人体内脏腑的生理和病理的改变。

## 一、肉轮

指胞睑（含眼睑皮肤、皮下组织、肌肉、睑板和睑结膜）。胞睑在眼珠前方，分上部和下部，位于上部者称上胞或上睑，位于下部者称下胞或下睑，上下睑之间的裂缝称睑裂，围绕睑裂的上下睑的游离缘，称之为睑弦，胞沿、眼弦等，其上生有睫毛。上下胞睑可以开合，具有保护眼珠的功能。

胞睑在脏属脾，在腑属胃，脾主肌肉，故称肉轮。因脾与胃相表里，脾胃病变可在肉轮上表现异常状况，故而可以肉轮的临床症状和临床体征测知脾胃的生理和病理病变。

1. 睑裂不合：

（1）单侧（或左或右）睑裂不合，并见人中、口角㖞斜、肢体偏瘫、皮肤痛觉消失等，此为中风（脑梗）的临床表现，因脾虚失运，痰浊内生，血瘀不畅所致。

（2）单侧（或左或右）睑裂不合，并见人中、口角㖞斜，同侧面部，皮肤痛觉减轻甚或消失，不见肢体偏瘫，此为吊线风、歪嘴巴（面神经麻痹、面神经瘫痪）的临床表现，因风邪中面部经络所致。

2. 肉轮肿胀：

（1）胞睑肿胀如卧蚕，皮色光亮、不红，按之柔软，局部不痛不痒，并见全身浮肿，舌质淡，舌体胖有齿痕，苔白滑，脉沉缓，此为脾水（低蛋白血症），因脾虚失运，水湿内停所致。又或因肾阳虚损，不能制水，水邪泛滥所致的肾水（慢性肾炎）。

（2）肉轮红肿如桃，肿胀呈弥漫性，眼皮灼热，压之疼痛明显，甚见脓肿，并见恶寒发热，舌红苔黄，脉滑数，此因胃火炽盛，上蒸胞睑所致。

（3）肉轮红肿呈局限性，眼皮色红如朱砂，光亮而紧，触之坚硬而灼热，继后可起水泡、脓泡、甚或溃破、糜烂。此为风赤疮痍，多因脾经风热，复感风邪，化火成毒，郁于胞睑所致。

（4）肉轮局限性肿胀，眼睑皮肤不红，不痛，触之有核状硬结，与眼皮不粘连，压痛明显，此为胞生痰核（霰粒肿），多因脾失健运，痰湿内聚，上阻络脉，与气血混结而成。

（5）肉轮微肿，皮色青紫，若有外伤史，此为络脉损伤，血溢皮下，瘀血内停。若又见舌质紫，舌下静脉紫胀，此系脾不统血，气不摄血，气滞血瘀所致。

3. 上睑下垂：单侧或双侧上睑下垂，无力提举，睑裂变窄，甚则上睑下垂遮盖部分瞳孔，视物不清等临床表现，中医又称"睢目"、"胞垂"、"眼睑垂缓"、"侵风"，严重者又称"睑废"。

（1）先天性上睑下垂：单侧或双侧，多始自幼儿期，常见有眼球上转运动障碍的临床体征，皆因命门火衰，脾阳不足，中气下陷，胞睑失养，提举乏力所致。

（2）肌源性上睑下垂：临床症状上午较下午轻，入夜尤重，眼运动稍有障碍，斜视，复视，闭目无力，苔黄腻，脉濡数。此为肌源性眼肌无力，多见于重症肌无力，注射新斯的明后临床症状可获改善，可以佐证诊断。此因脾湿胃热，湿热蕴结所致。因脾主肌肉之故。或见舌质淡，苔薄白，脉弱细，此因脾气虚弱，中气下陷亦可致。

（3）交感神经性上睑下垂：多见单侧，且症状较轻，又见瞳孔缩小，患侧无汗，但皮肤温度（皮温）升高，多因营卫不和，肌腠失调所致。

（4）内分泌性上睑下垂：常见双侧，多伴有脸色苍白，呈无凹性黏液性水肿，或见眉毛、睫毛脱落，苔薄白，舌质淡，脉濡弱，此多见于"甲状腺机能减退症"。又有1/3的糖尿病患者可见此临床体征，但无黏液性水肿面容。

（5）假性上睑下垂：常多双侧，无眼睑上提障碍，伴有无规律性抽搐，常为腕关节、掌指关节屈曲，拇指内收，指骨间关节伸直，下肢伸直或全身僵硬，瞳孔大小正常，角膜反射发生，神经系统检查均正常，此为癔症，因情绪、心理失控所致，中医认为肝气郁结，情志不畅所为。

## 二、血轮

指眼内外两眦（含内外眦部的皮肤、结膜、血管、泪阜、泪窍、泪腺等），眼眦系上下胞睑连接处，位于鼻侧，交角呈钝圆形，名"内眦"，或名"大眦"；位于颞侧，交角锐小，名"外眦"，或名"小眦"、"锐眦"。两眦在脏属心，在腑属小肠，心主血，故称"血轮"，从血轮的临床症状和临床体征可测知心和小肠的生理和病理病变。

1. 血轮干燥：眼干涩，泪少，有异物感，重者痛哭无泪，甚至可见感染，合并口腔干燥，阴道干燥等，此为干燥综合征，检查自体抗体，抗 SSA 或抗 SSB 阳性即可诊断此病。中医认为肝肾阴精亏虚，心阴不足，阴津亏耗，不能濡润脏腑所致。

2. 内眦红肿：疼痛拒按，触之有硬结。或内眦不红不肿，指压泪窍有脓排出，此为心火上炎或热毒蕴结所致。若兼见小便黄赤，则心热移于小肠。

3. 眦角皮肤红赤：伴有糜烂，此为心火上炎，兼有湿邪所致。若红赤兼见痒涩不舒，此为心阴不足，虚火上炎。

4. 大眦流涎水：或见泪窍外漏脓液，系为"漏睛"，多因心经伏火，脾虚湿热，循经上攻大眦所致。

5. 赤脉传睛：两眦赤脉同时或前后渐向白睛侵犯，亦或见单眼，系为"赤脉传睛"，多因目视太过，心阴耗损，虚火上炎，郁结眦部络脉所致。

## 三、气轮

指白睛（含球结膜、球筋膜、巩膜前部），眼球外壁的中后部，分白睛表层和白睛里层两部分，表层薄而透明，里层质地坚韧，具有保护眼珠内部组织的作用。气轮色白，在脏属肺，肺主气，故称气轮。因肺与大肠相表里，故气轮之病责之肺和大肠，同样通过气轮的临床症状和临床体征亦可测知肺和大肠的生理和病理改变。

1. 气轮红赤：白睛表层色赤鲜红，伴有肿痛，怕热畏光，口渴尿黄，脉数，苔黄，此为肺经实火或外感风热所致。

2. 气轮暴发红赤：此病迅速发病，常累及双眼，眵多黏结，或见睛溢血，眼结膜充血，睫状充血，怕热羞明，经病为"天行赤眼"，俗称"红眼病"，具有传染性，可引起广泛流行。皆因外感疫毒之气，合肺胃实热，内外合邪夹攻于目所致。

3. 金疳：气轮表面可见形如玉粒，色灰白小泡，经者一粒，重者可多粒，周围绕以血丝赤脉，或有轻微疼痛，怕光，中医名"金疳"，西医名"泡性结膜炎"，皆因肺经热所致。或见口渴、鼻干、大便燥结、小便黄，舌红苔黄，脉弦数，亦为大肠实热，甚或化火所致。

4. 火疳：从气轮深部向外部突起一结节，色紫红，呈圆形或椭圆形，大小不均，周围可见紫赤血脉，位固定不移，压痛明显，单眼多见，兼有便秘，尿黄，苔黄脉数，此中医名"火疳"，西医名"前部巩膜炎"，常因肺热充盛，大肠郁大，上蕴结于目所致。

5. 气轮青蓝：气轮与风轮接近缘呈现隆起肿胀，色为紫红色，日久可变为青蓝色，此中医名"白睛青蓝"，西医名"深层巩膜炎"，其临床表现观口苦耳鸣，口渴咽干，躁烦易怒，便秘尿黄，苔黄脉弦。此病皆因肺经热盛，金乘肝木，肝郁生热，肺肝两脏热亢，热熬阴血，气滞血瘀所致。

6. 气轮溢血：气轮血络破损，血溢于络脉外，郁结于气轮表层内，边界清晰，色鲜红，无自觉症状，此在西医名"白睛溢血"，多系肺经热盛，血热妄血所致。亦可见于妇女"倒经"。

## 四、风轮

指黑睛，即角膜，位于眼球前部中央，质地坚韧，且透明光亮，具有保护瞳神和眼内组织的作用，又是光线进入眼内的第一道窗口。黑睛后方与虹膜相邻，二者之间有前房，通过透明的角膜和透明的前房，可见后方的虹膜，虹膜呈黑褐色，故名之曰"黑睛"，俗称"黑眼珠"（欧美人呈蓝色）。风轮在脏属肝，在腑属胆，通过风轮的临床症状和临床体征，可测知肝胆的生理和病理变化。

1. 风轮突起：风轮广泛突起，并见眼裂增宽，且闭合欠佳，多见于突眼性甲状腺机能亢进症，多因肝气郁结，久则反亢所致。

2. 风轮赤豆：风轮上出现颗粒样小泡，且突起有赤脉牵绊，色红如赤小豆，故名曰"风轮赤豆"，西医名"束状角膜炎"，又见赤痛加剧，畏光，多泪，兼有舌红苔黄，脉弦数，多因肝经积热，热久化火，火邪上攻于风轮，风轮络脉瘀滞所致。

3. 赤脉下垂，血翳包睛：系指赤脉密布似网膜，从白膜上方渐向下侵入黑睛似帘，名曰"赤脉下垂"，又名"垂帘翳"。若全覆盖黑睛，名曰"血翳包睛"。此症多因肝经热盛，心火内炽，火热扰血，致使赤脉丛生而成此病。

4. 黄液上冲：风轮与黄仁之间呈现黄色脓液，故名"黄液上冲"、"黄膜上冲"，西医名"前房积脓"。此症多因膏粱厚味，滋生脾胃积热，复加外感风热邪毒，内外合攻，煎熬神水，化脓内聚所致。

## 五、水轮

指瞳神，除瞳孔外，尚含葡萄膜、视网膜、视神经、房水、晶状体、玻璃体。瞳神形圆，位于黄仁中央，清莹剔透似水，随光线可展可缩，能视万物，是眼珠结构的核心。瞳神在脏属肾，肾为水脏，故名"水轮"。肾与膀胱相表里，故可通过水轮的临床症状和临床体征测知肾和膀胱的生理和病理变化。

眼黄仁（睛帘），西医名"虹膜"，在五轮中列于风轮

从眼睛看全身性疾病

内，但黄仁为眼内组织，位于黑睛之后，瞳神由黄仁围成，合而为黑睛，故瞳神的功能直接与黄仁相密切，黄仁在生理上属风轮，在病理上则属水轮。

1. 瞳神色黄：瞳神内色变黄，状如猫眼，且眼珠变硬，多系眼部恶性肿瘤所为。若眼珠变软，白睛混沌色赤，多系火毒之邪上攻所致。

2. 瞳神变红：兼见视力骤然下降，满目红光，多为血热妄行，或肝阳上亢所致。眼底镜下可见视网膜出血，玻璃体积血等。若反复出血者多因肝肾阴虚火旺所致。

3. 瞳神散大：色内淡绿，眼硬如石，兼见头痛、呕吐、多系肝胆风火上扰所致。若眼珠胀痛，兼见呕吐，但病势缓和，多为阴虚阳亢或气滞血瘀所致。

4. 瞳神缩小：神水混浊，或黄液上冲，抱轮色赤，多系肝胆实热所致。若干缺不圆，反复发作，经久不愈者，多系肝肾阴虚大旺所致。

中医眼五轮是其解剖学分类，人体五脏六腑的病变，可以在眼部五轮有所表象，但人体五脏六腑具有五行相生和相克的生理和病理关联，因此在五轮上的表象也不是孤立的，所以五轮有一轮或二轮、三轮合病，共同出现临床症状和临床体征，此点在临床诊断中尤要注意，故又不可拘泥五轮。

中医眼五轮与中医五行学说有密切的关系，肉轮属脾属土，血轮属心属火，气轮属肺属金，风轮属肝属木，水轮属肾属水，因此五轮亦具有五行相生和相克及相侮、相乘的生理和病理的关系，因而需整体综观和分析。

《目经大成》曰："肺位至高，外主皮毛，六气乘之，先发红肿，为眵为泪等，次第而起。且火居金上，气满则妄动，金受火克，气轮愈赤。金又围在木外，金能胜木，其病辄及风轮，风轮损，瞳神亦无用者，唇亡齿寒、辅车相依之理也。若夫情志自病，为祸或位于六气，即传并亦不常。大概心主血，血在目为神火，过于思虑则扰攘而赤脉瘾涩，脉粗不断，渐成努肉，所谓火生土也。再有激触，势必翳蚀，风火合病矣。脾主肉，骋其齿牙以杀生命，亦能暴发肿痛与疮疡、菌毒。《经》曰：'饮食自倍，肠胃乃伤。'盖一切飞潜动植，安得与气禀咸宜。但病属有形，可施攻伐，未若饥若内伤，浸淫至于皮急残风，终身治而无效。肝主风，见义敢为，其人必善怒，怒则相火上腾，头痛发热，甚而障膜顿生，畏光多泪，绝似外感，但脉不浮数，时瘥时复。肺主气，抑郁不舒，不时辈哭，则形容憔悴，双睛陷而不润，金水相生，内外神膏多有因是而枯败者。肾主水，水热则沸，寒则冰，动辄乱明，静能照物，此脏由房劳致戾，盲者万千。虽水木同位，别因亦常相牵损，只在神膏金井，绝无内外症。人如积气生精，炼精化气，年登耄耋，夜能读细书。倘未老昏花泣出，无故视而惑妄者，皆深病也。统而言之，《经》曰：'精液之体重浊，静而属阴；神气之体轻清，动而属阳。'阴阳违和，而目本病矣，本病标现，详其始自何轮，得何色，在气在血，某虚某实，了解方寸，则乘侮制化之理不思而得，而逆顺隔夺之治，自尔不勉而中，旋乾转坤，直令人目光照耀如日月矣。爰合五行主属，象形会意曰五轮，以便呼名云。"

## 第三节　中医眼科八廓简介

眼科八廓是以眼部位置区分命名，名廓者，匡廓卫御之谓也。共分八个部位，其名称分类有四种：①八卦命名：乾廓、坎廓、艮廓、震廓、巽廓、离廓、坤廓、兑廓；②地质命名：天廓、地廓、水廓、火廓、雷廓、风廓、山廓、泽廓；③脏腑功能命名：传导廓、会阴廓、抱阳廓、关泉廓、津液廓、养化廓、水谷廓、清净廓；④八卦合地质命名：乾天廓、坎水廓、艮山廓、震雷廓、巽风廓、离火廓、坤地廓、兑泽廓。⑤其他：行健廓、宣化廓、镇靖廓、虚灵廓、资生廓、育德廓、定光廓、成能廓。除此之外，尚有其他分类命名法，略去。"八廓"之名源自南宋陈言《三因极一病症方论·眼叙论》。

　　眼部八廓定位和所属脏腑关联，历代医家各执己见而不统一，因此临床应用不及眼部五轮广泛，而且不成体系，实用性较弱，故不赘述而略去。

（李顺保　朱燕）

# 附录 中国人眼科解剖学数值

## 一、眼眶（腔）

1. 眶口

（1）形状（%）：近圆形 14.65；椭圆形 17.90；正方形 33.2；长方形 9.75；斜方形 24.5。

（2）倾斜度（%）：后倾 15.5；垂直 59.3；前倾 25.2。

2. 眶上裂

（1）形状（%）：勺形 50.90±1.12；三角形 13.25±0.76；梯形 20.90±0.91；长方形 12.10±0.73；哑铃形 2.85±0.37。

（2）度量（mm）：长径 17.40±2.03；最大宽 6.44±1.82；最小宽 2.76±1.41；眶上裂前端至眶外侧缘距离 36.18±2.93。

3. 眶下裂

（1）形状：眶下裂形状以后窄前宽无翘形居多，占 47.35%±1.12%。

（2）度量（mm）：长径 27.26±3.05；最大宽 4.72±1.68；最小宽 1.32±0.40；眶下裂前端与眶外下角距离 18.03±2.07mm。

（3）眶上裂与眶下裂夹角：48.100±4.730。

4. 眶结节

（1）出现率（%）：按颅计 98.00±0.99，男性 99.33±

0.67；女性 89.00±3.13；按侧计 94.25±1.16，男性 96.00±1.13，女性 89.00±3.13。

（2）形态分型（%）：小型 12.10±6.36；中型 85.10±6.73；大型 1.90±2.62。

（3）位置（%）：眶结节尖至额颧缝的距离 10.62±0.09mm；眶结节尖至眶外侧缘的距离 3.35±0.06mm；眶结节基底部到达眶外侧缘，男性 7.63±1.68，女性 4.00±2.26。越过眶外侧缘到达颧骨颞面，男性 3.21±1.11，女性 2.67±1.86。

5. 泪囊窝和鼻泪管

（1）泪囊窝（mm）：①泪囊窝高，男性 16.29±0.08，女性 14.95±0.35mm。②泪囊窝宽，男性 7.46±0.08，女性 6.81±0.19。③泪骨部宽，男性 3.51±0.08，女性 3.58±0.17。④额突部宽，男性 5.45±0.09，女性 4.98±0.19。⑤上颌骨嵴前部宽，男性 8.50±0.12，女性 7.62±0.30。⑥泪骨嵴后部宽，男性 6.02±0.12，女性 7.23±0.38。⑦泪囊窝深，男性 2.52±0.06，女性 2.59±0.13。⑧泪前嵴后部宽，男性 2.94±0.09，女性 3.05±0.19。

（2）鼻泪管（mm）：①上口横径，男性 5.68±0.07，女性 5.30±0.13。②鼻泪管长，男性 13.92±0.19，女性 13.65±0.61。③下口至梨状孔距离，男性 9.61±0.11，女性 9.70±0.47。④鼻泪管上口至下鼻道底长，男性 27.63±0.26，女性 27.74±0.49。

6. 眶外侧壁

（1）眶外侧壁上的骨孔：左侧 52.5%，右侧 49.2%。

（2）眶外侧壁上颅中窝脑膜中动脉的眶支沟：左侧 96.82%，右侧 93.7%。

（3）眶外侧壁蝶骨大翼后部纵沟的出现率：纵沟起自眶

上裂外侧端或一骨孔，向下终于眶下裂后端，左侧17.5%，右侧13.3%。

7. 筛中孔

（1）出现率（%）：左侧45±4.97，右侧41±4.92。

（2）口径（mm）：左侧0.86±0.02，右侧0.81±0.01。

（3）筛中孔至邻近结构的距离（mm）：左侧距上颌额点28.74±0.14，右侧29.12±1.01。

8. 眶径

**眶径**（平均值，mm）

| 地区 | 内眶距 | | 外眶距 | | 眶高 | | 眶宽 | | 眶深 | |
|------|--------|--------|--------|--------|--------|--------|--------|--------|--------|--------|
| | 男性 | 女性 | 男性 | 女性 | 男性 | 女性 | 男性 | 女性 | 男性 | 女性 |
| 华北 | 20.80 | 20.30 | 96.0 | 93.1 | 35.4 | 34.8 | 39.1 | 38.5 | 48.3 | 47.0 |
| 华东 | 20.80 | | 94.2 | | 35.48 | 34.76 | 40.42 | 38.64 | 46.1 | 45.18 |
| 西北 | 20.65 | 20.18 | 97.44 | 93.4 | 35.14 | 34.94 | 39.9 | 38.3 | 46.8 | 44.59 |

9. 眶上切迹（孔）

（1）出现率（%）：两侧切迹59.2，两侧皆孔36.1，一侧孔一侧切迹4.7。

（2）眶上切迹（孔）各径。

**眶上切迹（孔）各径**（平均值，mm）

| 性别 | 切迹宽 | | 孔纵径 | | 孔横径 | |
|------|--------|--------|--------|--------|--------|--------|
| | 左侧 | 右侧 | 左侧 | 右侧 | 左侧 | 右侧 |
| 男 | 5.22 | 5.89 | 2.59 | 2.51 | 5.58 | 5.34 |
| 女 | 4.92 | 4.47 | 2.25 | 2.08 | 4.57 | 4.41 |

（3）眶上切迹（孔）与眶上缘的位置关系（%）：居内1/3占61.0；内、中1/3间占33.7；居中1/3占5.0；中、外1/3间占0.2；居外1/3占0.3。

## 二、眼球

### （一）眼球各径

**不同年龄的儿童眼球各径**（平均值±标准误，mm）

| 年龄（岁） | 前后径 | | 横径 | | 垂直径 | |
|---|---|---|---|---|---|---|
| | 男性 | 女性 | 男性 | 女性 | 男性 | 女性 |
| <1 个月 | 17.16±0.21 | 17.05±0.22 | 17.12±0.24 | 17.28±0.18 | 16.86±0.20 | 16.78±0.19 |
| 1 个月~ | 18.78±0.31 | 19.63±0.73 | 18.72±0.43 | 19.63±0.75 | 18.61±0.20 | 18.88±0.61 |
| 6 个月~ | 20.38±0.29 | 19.80±0.49 | 20.69±0.33 | 19.80±0.66 | 20.38±0.27 | 19.80±0.49 |
| 1~ | 22.00±0.71 | 21.44±0.42 | 22.00±0.41 | 21.69±0.51 | 22.00±0.58 | 21.19±0.51 |
| 3~ | 23.29±0.18 | 22.67±0.33 | 23.57±0.21 | 23.17±0.17 | 22.86±0.14 | 22.33±0.17 |
| 5~ | 22.80±0.37 | 22.67±0.31 | 23.60±0.29 | 23.17±0.33 | 23.20±0.37 | 23.63±0.33 |
| 7~ | 23.60±0.40 | 23.50±0.20 | 23.40±0.24 | 22.88±0.31 | 23.40±0.24 | 22.63±0.24 |
| 10~ | 24.00±0.41 | 23.33±0.67 | 24.25±0.25 | 22.83±0.67 | 23.75±0.25 | 22.33±0.67 |

### （二）眼球突出度

汉族眼球突出度（使用 Hertel 眼球突出计测量，mm）：7~10 岁男性 13.38±0.12，女性 12.89±0.12；11~15 岁男性 13.61±0.10，女性 13.70±0.10；16~20 岁男性 14.01±0.07，女性 14.04±0.13；21~25 岁男性 14.01±0.10，女性 14.15±0.17；26~45 岁男性 13.98±0.11，女性 13.61±0.12；46 岁以上男性 13.67±0.20，女性 12.57±0.24。

蒙古族眼球突出度（mm）：11~16岁男性11.98，女性12.64；17~24岁男性11.99，女性12.81；25~30岁男性12.09，女性12.23；31~40岁男性12.35。

黎族眼球突出度（mm）：3~5岁男性10.95±0.18，女性10.53±0.15；6~10岁男性11.27±0.07，女性11.14±0.06；11~15岁男性11.66±0.06，女性11.79±0.07；16~20岁男性12.36±0.09，女性12.32±0.12；21~25岁男性12.47±0.13，女性12.18±0.15；26~45岁男性12.48，女性11.90；46岁以上男性11.86，女性11.43。

苗族眼球突出度（mm）：6~10岁男性11.03±0.21，女性11.00±0.36；11~15岁男性11.03±0.19，女性11.06±0.21。

（三）眶距

汉族眶距（使用Hertel眼球突出计测量，mm）：7~10岁91.1±0.30；11~15岁97.4±0.22；16~20岁100.9±0.16；21~25岁101.2±0.20；26~45岁101.9±0.21；46以上为100.4±0.38。

蒙古族眶距（mm）：11~16岁男性96.78，女性95.84；17~24岁男性99.32，女性96.94；25~30岁男性100.17，女性99.19；31~40岁男性102.24。

黎族眶距（mm）：3~5岁男性88.63±0.62，女性85.38±1.02；6~10岁男性90.08±0.33，女性89.39±0.39；11~15岁男性95.28±0.39，女性94.06±0.44；16~20岁男性96.86±0.64，女性98.93±0.61；21~25岁男性99.23±0.90，女性96.72±0.95；26~45岁男性99.40，女性97.33；46岁以上男性98.74，女性95.96。

苗族眶距（mm）：6~10岁男性94.43±0.65；11~15岁男性97.45±0.77，女性96.94±0.68。

### 眼球突出度与眼眶距离（平均值±标准误，mm）

| 族别 | 年龄（岁） | 性别 | 眼球突出度 | 眼眶距离 |
|---|---|---|---|---|
| 汉族 | 3~12 | | 11.32±0.11 | 91.71±0.37 |
| | 3~7 | 男 | 12.10±0.07 | 87.91±0.17 |
| | | 女 | 12.05±0.07 | 86.58±0.18 |
| 白族 | | 男 | 13.74±0.40 | 92.14±0.17 |
| | | 女 | 13.56±0.05 | 89.98±0.19 |
| 苗族 | 14~30 | 男 | 12.79±0.09 | 96.10±0.18 |
| | | 女 | 12.95±0.06 | 94.03±0.13 |
| 满族 | 7~81 | 男 | 10.72±0.14 | 96.97±0.18 |
| | | 女 | 10.06±0.07 | 95.63±0.27 |

## （四）角膜

1. 新生儿角膜各径

新生儿角膜（mm）：横径9.31±0.52，纵径9.18±0.51。

2. 幼儿、儿童、青少年和成人角膜各径。

### 角膜各径（平均值±标准误，mm）

| 组别 | 年龄（岁） | 横径 | 纵径 |
|---|---|---|---|
| 幼儿 | 0.5 | 10.62±0.21 | 10.12±0.20 |
| | 1 | 10.94±0.22 | 10.42±0.19 |
| | 1.5 | 11.28±0.10 | 10.69±0.20 |
| | 2 | 11.42±0.08 | 10.80±0.24 |
| | 2.5 | 11.53±0.11 | 10.93±0.17 |
| | 3 | 11.80±0.03 | 10.96±0.03 |
| | 3.5 | 11.80±0.03 | 10.96±0.04 |
| 儿童 | 3~10 | 11.22±0.02 | — |
| 成人 | | 11.58±0.01 | 10.59±0.01 |

婴儿与儿童的角膜各径（用透明米尺测量角膜横径，

mm）：1 个月男性 9.72±0.11，女性 9.66±0.14；6 个月男性 11.53±0.15，女，11.64±0.12；1 岁男性 11.67±0.12，女性 11.70±0.09；2 岁男性 11.68；0.07，女性 11.72±0.11；3 岁男性 11.84±0.07，女性 11.79±0.07；4 岁男性 11.83±0.10，女性 11.82±0.09；5 岁男性 11.98±0.06，女性 11.92±0.08；6 岁男性 12.04±0.05，女性 11.95±0.06。

汉族角膜横径（使用 Wissely 管形角膜计测量，mm）：1~5 岁男性 11.06±0.06，女性 10.88±0.06；6~10 岁男性 11.03±0.05，女性 11.01±0.05；11~15 岁男性 11.19±0.04，女性 11.09±0.02；16~20 岁男性 11.11±0.02，女性 10.99±0.02；21~25 岁男性 11.02±0.02，女性 10.83±0.06；26~45 岁男性 10.99±0.00，女性 10.84±0.00；46 岁以上男性 10.78±0.00，女性 10.78±0.00。

汉族角膜垂直径（使用 Wissely 管形角膜计测量，mm）：1~5 岁男性 10.37±0.07，女性 10.22±0.08；6~10 岁男性 10.25±0.03，女性 10.30±0.06；11~15 岁男性 10.31±0.05，女性 10.04±0.04；16~20 岁男性 10.10±0.01，女性 10.21±0.03；21~25 岁男性 10.12±0.02，女性 10.15±0.06；26~45 岁男性 10.13±0.00，女性 9.96±0.01；46 岁以上男性 9.83±0.01，女性 9.86±0.01。

角膜横径和垂直径（使用 Carl Zeiss-Jena 管形角膜计测量，mm）：16~20 岁男性分别为 11.29±0.01 和 10.47±0.01；女性分别为 11.18±0.01 和 10.39±0.01。21~25 岁男性分别为 11.07±0.03 和 10.42±0.02；女性分别为 11.12±0.01 和 10.40±0.01。

3. 角膜厚度

使用按 Jaeger 原理设计的角膜厚度测量仪及分影目镜，被检者在裂隙灯前，测量角膜中央部上皮与内皮之间距

从眼睛看全身性疾病

（mm）：男性 0.51±0.00，女性 0.52±0.00。

角膜厚度（超声测量法，mm）：在 0.48～0.54，占71.56%；中央厚度 0.54；周边厚度 0.74。新生儿中央厚度0.67；7～12 岁儿童厚度 0.60。

4. 角膜缘宽度

活体测量或新鲜尸体眼球切片，低倍镜下组织学观察，以前弹力膜止端至巩膜静脉窦前缘之间的距离为角膜缘宽度，上角膜缘宽度指位于角膜 12 点处的角膜缘宽度。

汉族上角膜缘宽度（使用 Wissely 管形角膜计测量，mm）：1～5 岁男性 0.86±0.05，女性 0.73±0.07；6～10 岁男性 0.85±0.03，女性 0.79±0.03；11～15 岁男性 0.83±0.03，女性 0.78±0.02；16～20 岁男性 0.92±0.01，女性 0.89±0.02；21～25 岁男性 0.90±0.02，女性 0.83±0.03；26～45岁男性 0.92±0.00，女性 0.84±0.00；46 岁以上男性 0.97±0.00，女性 1.02±0.00。

藏族上角膜缘宽度（使用 Carl Zeiss-Jena 管形角膜计测量，mm）：16～20 岁男性 0.85±0.00，女性 0.73±0.01；21～25 岁男性 0.81±0.01，女性 0.72±0.01。

（五）瞳孔

1. 瞳孔距离

瞳孔距离（通过瞳孔中心的连线，从一侧眼与角膜鼻侧缘的交点至对侧眼与角膜颞侧缘之交点的距离，mm）：5～10 岁男性 53.86，女性 53.63；11～15 岁男性 58.18，女性57.70；16～20 岁男性 60.70，女性 59.98；21～25 岁男性61.68，女性 58.97；26～45 岁男性 61.09，女性 59.86；46岁以上男性 61.48，女性 60.14。

瞳孔距离（mm）：4 岁男性 50.68±2.11，女性 50.63±1.85；5 岁男性 51.77±2.15，女性 50.70±2.41；6 岁男性

52.34±2.84，女性 52.04±2.08；7 岁男性 52.42±2.24，女性 51.35±2.47；8 岁男性 54.23±2.93，女性 53.48±2.87；9 岁男性 54.45±2.36，女性 53.95±2.86；10 岁男性 53.86±2.65，女性 54.40±1.68；11~15 岁男性 58.46±3.06，女性 57.41±2.62；16~20 岁男性 60.38±2.89，女性 58.63±2.98；21~30 岁男性 60.55±3.07，女性 58.10±2.75；31~41 岁男性 61.70±2.76，女性 58.70±2.92；42~82 岁男性 61.31±2.59，女性 58.04±2.03。

儿童、青少年瞳距（mm）：3~10 岁 54.40±0.14；7~10 岁男性 54.50±0.22，女性 54.00±0.20。11~14 岁男性 56.90±0.01，女性 56.87±0.01；15~18 岁男性 59.18±0.03，女性 57.82±0.03。

儿童及青少年瞳距（mm）：7 岁男性 61.17±0.34，女性 60.83±0.34；8 岁男性 62.02±0.40，女性 61.20±0.38；9 岁男性 62.11±0.36，女性 62.06±0.34；10 岁男性 62.41±0.30，女性 61.63±0.24；11 岁男性 62.60±0.30，女性 62.33±0.29；12 岁男性 63.41±0.38，女性 63.12±0.33；13 岁男性 63.61±0.40，女性 63.32±0.35；14 岁男性 64.29±0.49，女性 63.42±0.41；15 岁男性 64.81±0.56，女性 63.69±0.38；16 岁男性 65.82±0.57，女性 64.02±0.39；17 岁男性 65.82±0.37，女性 64.39±0.36；18 岁男性 65.51±0.34，女性 65.04±0.38；19 岁男性 66.01±0.54，女性 65.64±0.38；20 岁男性 66.92±0.33，女性 66.05±0.58；21 岁男性 67.44±0.55，女性 66.05±0.49；22 岁男性 66.90±0.46，女性 65.79±0.62；23 岁男性 66.36±0.51，女性 64.64±0.58；24 岁男性 65.48±0.51，女性 64.32±0.54；25 岁以上男性 66.39±0.56，女性 65.32±0.54。

2. 明室瞳孔径

**明室瞳孔径 \*** （%±标准误）

| 瞳孔径（mm） | 男性 | 女性 |
|---|---|---|
| 2.0 | 1.96±0.38 | 3.73±0.37 |
| 2.5 | 5.54±0.13 | 10.40±0.13 |
| 3.0 | 42.32±0.01 | 44.53±0.02 |
| 3.5 | 21.43±0.03 | 19.47±0.06 |
| 4.0 | 24.11±0.03 | 17.87±0.07 |
| 5.0 | 4.29±0.17 | 2.93±0.46 |
| 6.0 | 2.00±4.95 | 1.07±1.29 |

\* 使用仿造 Haab 瞳孔计，以明室光度在 150 200Lux 为基准，测量明视瞳孔径。

3. 不同年龄组瞳孔径

不同年龄组的瞳孔径（mm）：1~10 岁 3.31±0.06；11~20 岁 3.44±0.03；21~30 岁 3.45±0.04；31~40 岁 3.17±0.04；41 岁以上 2.97±0.03。

**（六）视网膜**

1. 锯齿缘

使用三面镜合并金属锥形巩膜压陷器，在裂激灯下检查，正常锯齿缘的移行带，可分三种类型（%）：Ⅰ型（锯齿缘平坦，无明显齿与弯之分，稍成波状）：男性 63.78±0.07，女性 51.73±0.30；Ⅱ型（锯齿为中等度长，呈波状）：男性 18.11±0.35，女性 10.34±2.07；Ⅲ型（为长锯齿，齿与齿之间为深弯，此种类型大部分位于水平子午线上或附近）：男性 18.11±0.35，女性 37.93±0.47。

2. 视网膜裂孔

使用三面镜合并金属锥形巩膜压陷器，在裂隙灯下检查，可见到没有视网膜脱离的裂孔。视网膜裂孔的分类

附录 中国人眼科解剖学数值

（%）：其形状呈圆形占2.5±1.40，呈马蹄形占2.0±1.75。

3. 黄斑

（1）黄斑色泽　用检眼镜，未扩瞳，在较暗的室内观察，结果如下表。

### 健康眼的黄斑色泽与年龄关系（%±标准误）

| 年龄组（岁） | 同眼底色 | 鲜红 | 砖红 | 暗红 | 稍暗 | 暗 |
|---|---|---|---|---|---|---|
| 11~20 | 18.93±0.03 | 41.10±0.10 | 32.20±0.02 | 3.88±0.16 | 3.88±0.16 | — |
| 21~30 | 3.27±0.34 | 39.25±0.02 | 44.39±0.02 | 6.31±0.17 | 6.31±0.17 | 0.47±2.42 |
| 31~40 | 1.73±0.41 | 0.38±0.07 | 66.61±0.01 | 10.38±0.09 | 11.07±0.06 | 1.56±0.46 |
| 41~50 | 0.60±0.97 | 1.21±0.48 | 58.04±0.01 | 10.51±0.06 | 20.27±0.03 | 8.84±0.06 |
| 51~60 | — | 2.12±5.09 | 29.78±0.31 | 10.61±0.97 | 31.96±0.28 | 25.53±0.37 |

（2）黄斑中央凹的反光亮度

用检眼镜，未扩瞳，在较暗的室内观察，结果如下表。

### 黄斑中央凹的反光亮度与年龄关系（%±标准误）

| 年龄组（岁） | 强 | 中 | 弱 | 最弱 | 无光 |
|---|---|---|---|---|---|
| 11~20 | 62.78±0.01 | 26.22±0.02 | 11.00±0.06 | — | — |
| 21~30 | 55.38±0.01 | 30.14±0.03 | 14.48±0.07 | — | — |
| 31~40 | 17.30±0.04 | 41.52±0.01 | 38.58±0.02 | 2.03±0.34 | 0.52±1.38 |
| 41~50 | 5.49±0.11 | 31.70±0.02 | 56.86±0.01 | 4.12±0.14 | 1.83±0.32 |
| 51~60 | 2.12±5.09 | 14.90±0.68 | 74.46±0.07 | 4.26±2.51 | 4.26±0.25 |

（3）黄斑的微血管

黄斑微血管的出现率（用检眼镜，未扩瞳，在较暗的室内观察,%）：11～20 岁 34.95±0.02；21～30 岁 92.00±0.00；31～40 岁 98.96±0.00；41～60 岁 100。

4. 视神经盘

正常视神经盘形态（眼底观察,%）：近圆形 45.5；长椭圆形 30.5；圆形 22；斜椭圆形 1；梨形 1。视神经盘出现生理凹陷 91。

### （七）晶状体

1. 晶状体形态

晶状体形态（%）：双凹型 65.3；单凸型 14.6；锥状型 9.3；单凹型 6.0；双凹型 3.3；凹型 1.3。

2. 晶状体的各径

晶状体的各径（mm）：横径成人 8.74±0.39，儿童 8.64±0.07，新生儿 6.53±0.48；纵径成人 3.51±0.48，儿童 2.93±0.06，新生儿 2.93±0.38。

3. 晶状体厚度与眼轴长度比率

采用超声测量晶状体厚度和眼轴长度，并计算其比率如下表。

**晶状体厚度、眼轴长度（mm）及其比率\***（平均值±标准误）

| 年龄组（岁） | 晶状体厚度 | 眼轴长度 | 比率 | 晶状体厚度 | 眼轴长度 | 比率 |
|---|---|---|---|---|---|---|
| 10～19 | — | — | — | 3.83±0.40 | 23.06±1.22 | 1.65±0.03 |
| 20～29 | 3.88±0.21 | 22.58±0.64 | 1.72±0.13 | 4.10±0.40 | 22.72±1.62 | 1.78±0.03 |
| 30～39 | 4.07±0.20 | 22.71±0.93 | 1.79±0.16 | 4.13±0.70 | 22.67±1.81 | 1.84±0.03 |
| 40～49 | 4.37±0.30 | 22.43±0.67 | 1.94±0.15 | 4.17±0.08 | 22.79±1.60 | 1.86±0.03 |

| 年龄组（岁） | 晶状体厚度 | 眼轴长度 | 比率 | 晶状体厚度 | 眼轴长度 | 比率 |
|---|---|---|---|---|---|---|
| 50~59 | 4.53±0.29 | 22.82±0.67 | 1.98±0.18 | 4.40±0.92 | 22.59±1.44 | 1.93±0.03 |
| 60~69 | 4.82±0.34 | 22.70±0.77 | 2.12±0.20 | — | — | — |
| 70~ | 4.64±0.13 | 23.47±1.08 | 1.98±0.17 | | | |

\* 比率=晶状体长/眼轴长×10

**晶体厚度和眼轴长度超声测量值**（平均值±标准误，mm）

| 年龄（岁） | 晶状体厚度 | | 眼轴长度 | |
|---|---|---|---|---|
| | 男性 | 女性 | 男性 | 女性 |
| 14 | 3.27±0.04 | — | 23.67±0.21 | — |
| 15 | 3.23±0.01 | 3.24±0.01 | 23.64±0.11 | 23.15±0.16 |
| 16 | 3.24±0.06 | 3.26±0.01 | 23.65±0.09 | 23.07±0.11 |
| 17 | 3.24±0.02 | 3.23±0.02 | 23.35±0.12 | 22.83±0.21 |

## 三、眼副器

### （一）眼睑

1. 睑缘厚度

睑缘厚度（在上、下睑缘正中部位，测睑缘内、外唇之间距，mm）：上睑缘男性2.01±0.01，女2.03±0.01；下睑缘男性1.52±0.01，女性1.54±0.01。

2. 上睑皱襞高度

上睑皱襞高度（被检者稍向下视时，上睑皱襞与下睑缘中点之间的垂直距离，mm）：1~10岁男性2.85±0.22，女性2.94±0.24；11~20岁男性3.55±0.11，女性3.94±0.15；

21~30 岁男性 3.85±0.10，女性 4.12±0.18；31~40 岁男性 3.99±0.14，女性 4.34±0.18；41 岁以上男性 3.96±0.16，女性 4.33±0.15。

3. 上睑板宽度

上检板中央部宽度（将被检者右上睑翻转以小型米尺在上睑板中央部，测量自眼睑缘至睑板上缘的宽度的分布,%）：4mm 男性 0.57，女性 0.83；5mm 男性 2.58，女性 4.13；6mm 男性 8.88，女性 21.48；6.5mm 男性 4.30，女性 5.78；7mm 男性 25.21，女性 37.19；7.5mm 男性 6.30，女性 4.13；8mm 男性 34.67，女性 19.83；8.5mm 男性 5.16，女性 1.65；9mm 男性 11.17，女性 3.31；10mm 男性 1.15，女性 1.65。

4. 上睑各径和瞳孔间距

**17~32 岁上睑各径**（平均值±标准差，mm）

| 性别 | 上睑高度 | 下睑高度 | 上睑瞳孔间距 | 下睑瞳孔闻距 |
|------|---------|---------|------------|------------|
| 男性 | 11.54±2.46 | 8.40±2.66 | 4.29±1.09 | 6.70±1.07 |
| 女性 | 12.43±2.93 | 7.73±2.53 | 3.95±0.82 | 6.15±1.33 |

5. 睫毛倾斜度

用量角器，使其底线呈垂直方向，0°以上，180°以下，90°恰与水平线相一致。当被检者平视和闭眼时，检者将量角器之圆心 0 置于被检者右上睑中央部之睫毛根处，分别测量睫毛倾斜角的分布（%）：80°，男性 0.57；90°，男性 5.11，女性 16.67；100°，男性 9.38，女性 9.26；110°，男性 19.0，女性 16.67；120°，男性 37.22，女性 25.93；130°，男性 23.30，女性 17.59。

上睑睫毛倾斜度的分布（闭眼时,%）：100°，女性 0.93；120°，男性 1.99，女性 0.93；130°，男性 6.53，女性

11.11；140°，男性 19.32，女性 25.00；150°，男性 39.20，女性 28.70；160°，男性 25.00，女性 19.44；170°，男性 7.10，女性 12.04；180°，男性 0.85，女性 1.85。

下睑睫毛倾斜度的分布（平视时,%）：70°，男性 0.40，女性 1.96；80°，男性 2.42，女性 11.76；90°，男性 7.26，女性 11.76；100°，男性 22.58，女性 39.22；110°，男性 43.55 女性 23.53；120°，男性 12.10，女性 7.84；130°，男性 8.87，女性 1.96；140°，男性 2.02，女性 1.96，150°，男性 0.40；160°，男性 0.40。

6. 眼裂（睑裂）

（1）眼裂位

将测量尺横置于鼻梁上与两眼内眦等高，如外眦在尺上者为向上位，在下者为向下位，等高者为水平位。

### 男性眼裂位的观察（%）

| 年龄组（岁） | 男性 | | | 女性 | | |
|---|---|---|---|---|---|---|
| | 向上位 | 水平位 | 向下位 | 向上位 | 水平位 | 向下位 |
| 1~10 | 11.11 | 84.44 | 4.45 | 17.86 | 78.57 | 3.57 |
| 11~20 | 14.46 | 83.13 | 2.41 | 21.95 | 76.83 | 1.22 |
| 21~30 | 12.34 | 82.55 | 5.11 | 13.33 | 85.00 | 1.67 |
| 31~40 | 16.07 | 78.57 | 5.36 | 9.86 | 81.69 | 8.45 |
| 41~ | 6.74 | 83.15 | 10.11 | 9.72 | 83.33 | 6.95 |

（2）眼裂长度

### 眼裂长度（平均值±标准误，mm）

| 年龄组（岁） | 男性 | 女性 |
|---|---|---|
| 5~10 | 26.15±0.20 | 25.70±0.11 |
| 11~15 | 27.30±0.25 | 26.77±10.30 |

| 年龄组（岁） | 男性 | 女性 |
|---|---|---|
| 16~20 | 28.39±0.20 | 27.50±0.20 |
| 21~25 | 29.05±10.23 | 28.13±0.23 |
| 26~45 | 28.47±0.13 | 28.18±0.09 |
| 46 以上 | 28.62±0.20 | 28.09±0.12 |

儿童、青少年睑裂宽度（mm）：3~10 岁儿童 23.20±0.05，7~10 岁男性 25.70±0.01，女性 25.27±0.02；11~14 岁男性 28.18±0.01，女性 28.22±0.01；15~18 岁男性 30.64±0.02，女性 30.15±0.03。

青少年及儿童睑裂宽度（mm）：7 岁男性 26.78±0.24，女性 26.56±0.25；8 岁男性 26.81±0.19，女性 26.36±0.17；9 岁男性 27.76±0.27，女性 27.57±0.18；10 岁男性 28.94±0.28；女性 28.76±0.28；11 岁男性 28.39±0.32，女性 28.29±0.29；12 岁男性 29.25±0.30，女性 28.45±0.27；13 岁男性 29.43±0.38，女性 28.57±0.41；14 岁男性 30.01±0.28，女性 28.77±0.29；15 岁男性 30.12±0.32，女性 28.50±0.33；16 岁男性 30.23±0.43，女性 29.09±0.17；17 岁男性 30.86±0.28，女性 29.61±0.21；18 岁男性 30.92±0.39，女性 30.10±0.34；19 岁男性 31.20±0.48，女性 30.06±0.21；20 岁男性 31.12±0.38，女性 30.38±0.40；21 岁男性 32.21±0.58，女性 30.40±0.79；22 岁男性 31.00±0.51，女性 30.10±0.43；23 岁男性 29.83±0.50，女性 28.93±0.36；24 岁男性 28.29±0.50，女性 27.65±0.41；25 岁以上男性 28.85±0.52，女性 27.97±0.35。

（3）眼裂高度（双眼平视时，测量单眼上下睑缘中央部之间的距离为眼裂高度，mm）5~10 岁男性 8.82±0.10，女性 8.48±0.11；11~15 岁男性 9.32±0.21，女性 8.58±0.19；16~20 岁男性 8.95±0.19，女性 8.24±0.19；21~25 岁男性 9.27±0.19，女性 9.20±0.12；26~45 岁男性 8.84±0.14，女性 9.15±0.06；46 岁以上男性 8.80±0.14，女性 9.00±0.08。

### （二）内、外眦

**1. 外眦距离**

外眦距离（使用透明米尺，测量两外眦之间的距离，mm）：5~10 岁男性 84.59±0.37，女性 83.36±0.44；11~15 岁男性 88.32±0.56，女性 86.86±0.65；16~20 岁男性 90.94±0.45，女性 89.89±0.44；21~25 岁男性 92.01±0.50，女性 89.33±0.58；26~45 岁男性 90.30±0.39，女性 89.51±0.23；46 岁以上男性 88.80±0.42，女性 89.02±0.33。

**2. 内眦距离**

内眦距离（使用透明米尺，测量两内眦之间的距离，mm）：5~15 岁男性 32.24±0.18，女性 32.21±0.19；11~15 岁男性 33.59±0.31，女性 33.93±0.35；16~20 岁男性 34.47±0.23，女性 33.59±0.30；21~25 岁男性 33.97±0.30，女性 33.43±0.29；26~45 岁男性 33.61±0.21，女性 33.13；46 岁以上男性 32.47±0.22，女性 32.87±0.16。

儿童、青少年内眦、外眦间距（mm）：3~10 岁分别为 32.51±0.08 和 79.34±0.14；7~10 岁男性分别为 31.76±0.02 和 83.04±0.03，女性 31.84±0.02 和 82.47±0.03；11~14 岁男性分别为 34.11±0.02 和 90.42±0.03，女性 34.20±0.01 和 90.69±0.03；15~18 岁男性分别为 36.27±0.02 和 97.70±0.06，女性 35.94±0.03 和 96.08±0.05。

### 青少年及儿童内、外眦间距（平均值±标准差，mm）

| 年龄（岁） | 内眦间距 | | 外眦间距 | |
|---|---|---|---|---|
| | 男性 | 女性 | 男性 | 女性 |
| 7~ | 32.70±0.25 | 32.54±0.25 | 85.25±0.54 | 84.49±0.54 |
| 8~ | 33.85±0.24 | 33.14±0.27 | 85.59±0.49 | 84.51±0.50 |
| 9~ | 33.72±0.27 | 33.65±0.27 | 85.92±0.53 | 84.61±0.49 |
| 10~ | 34.02±0.27 | 33.88±0.23 | 86.17±0.52 | 85.48±0.45 |
| 11~ | 34.48±0.23 | 34.36±0.22 | 86.01±0.47 | 85.50±0.54 |
| 12~ | 35.02±0.27 | 35.24±0.27 | 86.94±0.55 | 86.14±0.56 |
| 13~ | 35.47±0.26 | 35.57±0.25 | 87.02±0.40 | 86.47±0.38 |
| 14~ | 35.63±0.26 | 35.49±0.23 | 88.46±0.40 | 87.57±0.37 |
| 15~ | 35.49±0.27 | 35.40±0.26 | 89.92±0.40 | 87.34±0.37 |
| 16~ | 35.79±0.27 | 35.61±0.25 | 91.95±0.40 | 87.84±0.40 |
| 17~ | 35.46±0.32 | 35.38±0.31 | 92.44±0.47 | 89.08±0.38 |
| 18~ | 35.84±0.49 | 35.49±0.25 | 93.58±0.44 | 90.50±0.42 |
| 19~ | 36.52 10.26 | 35.63±0.33 | 93.82±0.52 | 91.80±0.33 |
| 20~ | 36.07±0.35 | 35.57±0.48 | 94.25±0.70 | 92.84±0.43 |
| 21~ | 36.06±0.53 | 35.78±0.53 | 95.53±0.51 | 93.54±0.52 |
| 22~ | 36.01±0.44 | 35.42±0.47 | 94.16±0.61 | 92.43±0.52 |
| 23~ | 35.99±0.38 | 35.22±0.34 | 92.95±0.68 | 90.23±0.79 |
| 24~ | 35.90±0.38 | 35.22±0.34 | 92.97±0.79 | 89.16±0.81 |
| 25~ | 36.07±0.47 | 35.42±0.43 | 93.21±0.91 | 89.88±0.68 |

3. 内眦皱襞

内眦皱襞出现率（以被盖泪阜及内眦的皮肤皱襞为内眦皱襞，%）：1~10 岁男性 66.00±6.70，女性 65.70±8.02；11~20 岁男性 56.28±3.67，女性 55.31±5.13；21~30 岁男性 59.92±3.09，女性 63.15±4.18；31~40 岁男性 47.32±

4.72，女性 46.47±5.92；41 岁以上男性 34.39±4.98，女性 31.42±5.55。

### （三）睑内、外侧韧带

睑内、外侧韧带的测量（mm）：睑内侧韧带的内外长为 9.0±1.7，中部上下高为 5.7±1.9，中部前后厚为 2.9±1.8。睑外侧韧带的内外长为 8.4±1.4，中部上下高为 4.6±1.4，中部前后厚为 1.9±0.7。

### （四）眼外肌

1. 眼外肌长度

**眼外肌的长度**（平均值±标准差，mm）

| 眼外肌 | 全长 | 肌质 | | | 腱质 | | |
|---|---|---|---|---|---|---|---|
| | | 长度 | 宽度 | 厚度 | 长度 | 宽度 | 厚度 |
| 上直肌 | 43.30±3.27 | 37.5±3.60 | 8.34±1.09 | 2.78±0.59 | 5.43±1.43 | 9.63±1.09 | 0.68±0.09 |
| 下直肌 | 38.78±4.17 | 33.49±4.12 | 7.76±0.94 | 2.58±0.46 | 3.67±0.67 | 8.54±1.15 | 0.75±0.12 |
| 内直肌 | 38.46±3.38 | 34.62±3.18 | 8.94±1.08 | 2.86±0.62 | 3.52±1.32 | 8.82±1.06 | 0.74±0.18 |
| 外直肌 | 43.27±5.42 | 36.16±4.42 | 9.46±1.24 | 3.08±0.64 | 6.72±2.58 | 8.02±1.14 | 0.72±0.14 |
| 上斜肌 | 58.71±7.44 | 33.12±6.67 | 5.44±0.82 | 2.53±0.58 | 5.46±1.59 | 9.89±0.82 | 0.71±0.08 |
| 下斜肌 | 31.64±2.84 | 29.67±3.97 | 7.27±0.84 | 2.53±0.58 | 8.26±1.74 | 7.02±1.48 | 0.62±0.05 |
| 上睑提肌 | 54.00±5.00 | 40.00±3.00 | — | — | 15.00±2.00 | — | — |

### 眼直肌的长度（平均值±标准差，mm）

| 眼直肌 | 全长 | 腱长 | 止腱宽 |
|---|---|---|---|
| 上直肌 | 40.56±0.34 | 5.81±0.19 | 9.87±0.14 |
| 下直肌 | 40.26±0.36 | 5.48±0.20 | 8.58±0.13 |
| 内直肌 | 38.86±0.38 | 4.55±0.17 | 9.88±0.13 |
| 外直肌 | 42.66±0.41 | 7.56±0.19 | 8.99±0.14 |

2. 眼直肌止点至角膜缘间距（mm）

（1）上直肌止点　中点至角膜前缘8.1±0.4，中点至角膜后缘6.7±0.3，内侧端至角膜后缘6.8±0.4，外侧端至角膜后缘9.8±0.5。

（2）下直肌止点　内侧至角膜后缘6.9±0.4，外侧端至角膜后缘6.1±0.3，中点至角膜前缘6.4±0.5，中点至角膜后缘9.4±0.4。

（3）内直肌止点　至角膜前缘5.3±0.5，中点至角膜后缘4.9±0.4，上端至角膜后缘6.3±0.5，下端至角膜后缘7.0±0.5。

（4）外直肌止点　至角膜前缘6.8±0.5，中点至角膜后缘6.4±0.4，上端至角膜后缘7.8±0.6，下端至角膜后缘7.8±0.6。

## 四、眼的血管

### （一）睫状视网膜动脉

睫状视网膜动脉出现率（未扩瞳，使用检眼镜观察眼底，%）：男性16.81±1.44，女性14.07±1.74。

### （二）视网膜中央动脉

1. 视网膜中央动脉起始部位

视网膜中央动脉的起始部位（%）：眼动脉第1段37；

眼动脉角处39；眼动脉第2段8；眼动脉弯处11；其他5。

2. 视网膜中央动脉分支部位

视网膜中央动脉分支可分为六型（未扩瞳，使用检眼镜观察）：Ⅰ型：1个主干在视盘面后进入眼球；Ⅱ型：在视盘面处，血管分为上、下2支；Ⅲ型：在视盘面后方，血管已分为2支，以后分别进入眼球；Ⅳ型：第2分支后，血管进入眼球，视盘面有4支动脉；Ⅴ型：第3分支后，血管进入眼球，视盘面有8支动脉；Ⅵ型：不符合上述类型者，均列入此型。各型的出现率见下表。

### 视网膜中央动脉分支类型（%）

| 类型 | 男性 | | 女性 | |
|------|------|------|------|------|
| | 左侧 | 右侧 | 左侧 | 右侧 |
| Ⅰ | 4.77 | 4.25 | 4.84 | 4.16 |
| Ⅱ | 56.67 | 56.41 | 57.14 | 58.16 |
| Ⅲ | 23.48 | 24.09 | 23.85 | 23.06 |
| Ⅳ | 6.85 | 7.62 | 4.50 | 6.52 |
| Ⅴ | 0.43 | 0.61 | 0.34 | 0.45 |
| Ⅵ | 7.80 | 7.02 | 9.33 | 7.65 |

3. 视网膜中央动脉穿入视神经的部位

视网膜中央动脉穿入视神经的部位（%）：在视神经下方中线偏内 $83.00 \pm 3.76$；在视神经下方中线偏外 $17.00 \pm 3.76$。

4. 视网膜中央动脉入视神经处与眼球的间距

使用游标卡尺，测量视网膜中央动脉入视神经处与眼球的间距（mm）：右侧 $9.48 \pm 0.17$，左侧 $9.21 \pm 0.12$。

5. 视网膜中央动脉的外径

视网膜中央动脉的外径（在接目镜内置入显微测微器的

双目解剖镜下测量，mm）：右侧 0.43±0.01，左侧 0.41
±0.01。

　　编者录自：中国解剖学会体质调查委员会编《中国人解
剖学数值》，人民卫生出版社 2002 年 5 月第 1 版

附录　中国人眼科解剖学数值

# 主要参考文献

[ 1 ] 顾文卿，等. 神经系统疾病诊断实践［M］. 北京：科学出版社. 2013 年.

[ 2 ] 顾文卿，李顺保. 表格式内科疾病临床鉴别诊断学［M］. 北京：学苑出版社，1993 年.

[ 3 ] 中山医学院. 内科疾病鉴别诊断学［M］. 北京：人民卫生出版社，1975 年.

[ 4 ] 复旦大学上海医学院. 实用内科学（上、下册）［M］. 北京：人民卫生出版社，2017 年.

[ 5 ] 廖品正. 中医眼科学［M］. 上海：上海科学技术出版社，1995 年.

[ 6 ] 李巧凤. 中西医临床眼科学［M］. 北京：中国中医药出版社，1998 年.

[ 7 ] 葛坚. 眼科学［M］. 北京：人民卫生出版社，2005 年.

[ 8 ] 彭清华. 中西医结合眼科学［M］. 北京：中国中医药出版社，2010 年.

[ 9 ] 段俊国. 中西医结合眼科学［M］. 北京：中国中医药出版社，2005 年.

[10] 张梅芳，等. 眼科专病中医临床诊治［M］. 北京：人民卫生出版社，2013 年.

[11] 清·黄庭镜，李点整理. 目经大成［M］. 太原：山西科学技术出版社，2013 年.

[12] 汉·佚名，接传红，高健生整理. 秘传眼科龙木论［M］. 北京：人民卫生出版社，2013 年.

[13] 清·刘耀先，韦企平，郑金生整理. 眼科金镜［M］. 北京：人民卫生出版社，2006 年.

[14] 明·付仁宇，郭君双等整理. 审视瑶函［M］. 北京：人民卫生出

版社，2006年．

[15] 明·佚名，郑金生整理．银海精微［M］．北京：人民卫生出版社，2006年．

[16] 明·袁学渊著，李顺保，樊小青，姚宁校注．秘传眼科七十二症全书［M］．北京：学苑出版社，2017年．

[17] 李顺保·清太医院代茶饮和五官科医方精选［M］．北京：科学技术文献出版社，2018年．

[18] 马骥良．白塞氏病的诊断与治疗进展［J］．临床内科学杂志，2002，19（3）：177-178．

[19] 中华医学会风湿病学分会．白塞病诊断和治疗指南［J］．中华风湿病学杂志，2011，15（5）：483-486．

[20] 中华医学会风湿病学分会．干燥综合征诊断和治疗指南［J］．中华风湿病学杂志，2010，14（11）：766-768．

[21] 钟起诚，赵咏武．160例白塞病临床分析［J］．中国中医药信息杂志，2004，（9）：784-786．

[22] 许伟红，吴华香．白塞氏病的诊治进展［J］．临床内科杂志，2014，（10）：668-671．

[23] 霍丽君，廖瑞端，陈雪梅，等．干燥综合征与非干燥综合征干眼临床诊断的比较研究［J］．中国实用眼科杂志，2005，23（4）：368-371．

[24] 张梅，陈家祺，刘祖国，等．干眼患者115例的临床特点分析［J］．中华眼科杂志，2003，39（1）：5-9．

[25] 颜淑敏，张文，李梦涛，等．原发性干燥综合征573例临床分析［J］．中华风湿病学杂志，2010，14（4）：223-227．

[26] 杨红艳，李文倩，冯建明，等．干燥综合征的中西医治疗新进展［J］．实用医学杂志，2017，33（5）：677-679．

[27] 李苏茜，韦尼，朱跃兰．将干眼问卷引入干燥综合征干眼病情分级及疗效评价的可行性探讨［J］．风湿病与关节炎，2016，5（2）：45-48．

主要参考文献